TRAVAIL DU LABORATOIRE DE M. LE Pr CORNIL (HÔTEL-DIEU)

RECHERCHES ANATOMIQUES ET EXPÉRIMENTALES

SUR

L'INFLAMMATION PLEURALE

PAR

Le Dr Alphonse VERMOREL

Ancien interne des hôpitaux de Paris
Médaille de bronze de l'Assistance publiqu
Secrétaire de la Société Anatomique

PARIS

G. STEINHEIL, ÉDITEUR

2, RUE CASIMIR-DELAVIGNE, 2

1898

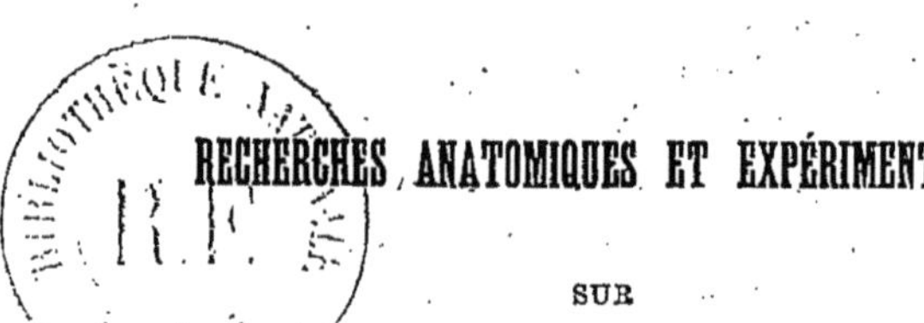

RECHERCHES ANATOMIQUES ET EXPÉRIMENTALES

SUR

L'INFLAMMATION PLEURALE

AUTRES TRAVAUX DE L'AUTEUR

1. **Deux observations d'ulcère simple de l'estomac, à symptômes anormaux.** *Gazette des hôpitaux*, juin 1893.
2. **Intoxication par l'absorption de 6 grammes de sublimé. Mort en 9 jours.** Observation in thèse de DELAUNAY, Paris, 1893.
3. **Rétrécissement pulmonaire congénital et hystérie.** Observation in thèse EMERY, Paris, 1893.
4. **Ulcère simple du duodénum. Absence de symptômes. Mort par péritonite aiguë.** En collaboration avec le Dr RENÉ MARIE. *Bulletin de la Société anatomique*, 1893.
5. **Lésion mitrale. Attaques hystéro-épileptiques. Crises de sommeil.** Observation in thèse EMERY, Paris, 1893.
6. **Myélite syphilitique. Amélioration par le traitement mercuriel.** Observation in thèse KASIMIR, Paris, 1893.
7. **Crises gastriques tabétiques.** Observation in thèse LECLEZIO, Paris, 1893.
8. **Dégénérescence athéromateuse de l'aorte dans toute sa longueur. Arrêt dans la partie inférieure de l'œsophage, d'une pièce de 50 centimes et ulcération des parois sans perforation.** *Bull. Soc. Anat.*, n° 7, mars 1894.
9. **Cancer du poumon, avec épanchement pleural séro-sanguinolent.** En collaboration avec le Dr G. BERNARD. *Bull. Soc. Anat.*, mars 1894.
10. **Kystes hydatiques généralisés et suppurés. Cirrhose hépatique.** *Bull. Soc. Anat.*, mars 1894.
11. **Triple ulcère du duodénum. Mort par hémorrhagie.** *Bull. Soc. Anat.*, mars 1894.
12. **Anomalie rénale. Fusion des reins par leur extrémité inférieure. Trois artères rénales.** *Bull. Soc. Anat.*, mars 1894.
13. **Épithélioma pavimenteux lobulé à globes épidermiques à point de départ thymique. Envahissement du péricarde. Péricardite hémorrhagique.** En collaboration avec le Dr THIROLOIX. *Bull. Soc. Anat.*, octobre 1894.
14. **Asthme essentiel ; emphysème secondaire et déformation thoracique.** Observations in thèse de LOQUE, Paris, 1894.
15. **Bronchite chronique. Emphysème. Crises d'asthme.** Observations in thèse de LOQUE, Paris, 1894.
16. **Tumeur du cerveau.** En collaboration avec le Dr RENÉ MARIE. *Bull. Soc. Anat.*, février 1896.
17. **Symphyse cardiaque.** *Bull. Soc. Anat.*, juin 1896.
18. **Hématome sous-dure-mérien.** *Bull. Soc. Anat.*, novembre 1896.
19. **Lithiase biliaire. Obstruction du canal cholédoque. Angiocholite suppurée. Rupture du canal hépatique.** *Bull. Soc. Anat.*, décembre 1896.

IMPRIMERIE LEMALE ET Cie, HAVRE

Travail du Laboratoire de M. le Pr Cornil (Hotel-Dieu)

RECHERCHES ANATOMIQUES ET EXPÉRIMENTALES

SUR

L'INFLAMMATION PLEURALE

PAR

Le Dr Alphonse VERMOREL

Ancien interne des hôpitaux de Paris
Médaille de bronze de l'Assistance publique
Secrétaire de la Société Anatomique

PARIS

G. STEINHEIL, ÉDITEUR

2, RUE CASIMIR-DELAVIGNE, 2

1898

Je dédie ce travail :

A MES PARENTS

A MES MAITRES DANS LES HOPITAUX

M. LE PROFESSEUR CORNIL

MON PRÉSIDENT DE THÈSE

Internat 1896.

M. LE DOCTEUR CHARRIN

Internat 1895.

M. LE DOCTEUR MARIE

Internat 1895.

M. LE DOCTEUR LANCEREAUX

Internat 1894.
Externat 1891.

M. LE PROFESSEUR LE DENTU

Externat 1892.

M. LE DOCTEUR POLAILLON

Externat 1891.

A LA MÉMOIRE DE

M. LE PROFESSEUR STRAUS

Internat 1894.

M. LE PROFESSEUR GERMAIN SÉE

Internat 1893.

A MESSIEURS

JOSEPH BELIN, ALBERT GOMBAULT, METCHNIKOFF,
ROUX, SUCHARD, THIROLOIX, TOUPET.

RECHERCHES ANATOMIQUES ET EXPÉRIMENTALES

SUR

L'INFLAMMATION PLEURALE

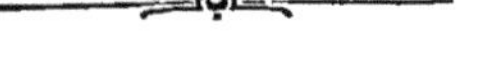

AVANT-PROPOS

Dans une série de travaux, qui ont paru sous la forme de notes et de communications, M. le Professeur Cornil s'est attaché depuis plusieurs années à l'étude de l'inflammation du tissu conjonctif. Il a visé plus particulièrement un tissu conjonctif spécialisé, le système séreux (péritoine, plèvre, péricarde) et les membranes à endothélium (endocarde, endartère, endoveine, synoviales articulaires). L'ensemble de ces publications, complétées par des recherches sur l'inflammation des téguments (bourgeons charnus), sur l'inflammation des muscles, de la dure-mère, constitue une véritable monographie de l'inflammation du tissu conjonctif, puisqu'il résulte de travaux récents qu'il y a identité complète entre la cellule endothéliale et la cellule conjonctive.

Le cours d'anatomie pathologique de la Faculté de médecine de Paris, pendant le semestre d'hiver 1896-1897, porta sur les maladies de l'appareil respiratoire. Les premières leçons furent consacrées à l'inflammation de la séreuse pleurale; c'est en vue de ces leçons que des recherches nouvelles furent instituées, sous la direction de M. Cornil, dans ses deux laboratoires de la Faculté de médecine et de l'Hôtel-Dieu. J'avais alors l'honneur d'être l'interne du service de l'Hôtel-Dieu et je pris une petite part à ce qui fut fait. Ce travail reproduit l'ensemble de mes recherches, dans lesquelles je fus guidé à tout instant, avec une bienveillance que je n'oublierai jamais, par mon vénéré maître M. le Professeur Cornil. Il a bien voulu mettre à ma disposition son laboratoire de l'Hôtel-Dieu, admirablement installé pour les recherches anatomiques et expérimentales; de plus, j'ai pu profiter chaque jour de ses conseils et d'un enseignement dont la valeur est inestimable, venant d'un tel maître. C'est animé d'une profonde reconnaissance que je viens aujourd'hui l'en remercier et que je lui adresse l'expression de ma plus vive gratitude.

La plus grande partie des pièces, qui ont servi à établir les faits qui vont suivre, proviennent de chiens. Quand on se propose de toucher à cette grande question de l'inflammation, l'expérimentation est incomparable. Elle permet d'avoir des pièces absolument fraîches que les altérations cadavériques n'ont pas endommagées ; cet avantage est également réalisé par les ablations chirurgicales, mais ce que, seule, elle peut fournir, c'est la connaissance exacte du processus causal produit et réglé par nous-même, c'est la possibilité de suivre des lésions jour par jour et même heure par heure si la chose est nécessaire, les animaux soumis à des traumatismes identiques étant sacrifiés après une période évolutive de durée variable.

« Les inflammations expérimentales sont celles qui conviennent le mieux, pour modifier les conditions de la production des phénomènes, pour les étudier à leurs différentes phases, pour observer pendant la vie et surprendre immédiatement après la mort le mode de développement des produits de l'inflammation. » (Cornil et Ranvier, 23.)

Ce n'est que pour quelques types de pleurésie septique et pour les lésions pleurales métapneumoniques que nous avons eu recours à des pièces provenant des salles d'autopsie. L'expérimentation, menée concurremment, eût été une excellente méthode, mais toutes nos tentatives pour reproduire chez le chien des pleurésies pneumococciques, ou à autres microbes, furent infructueuses.

Tous les faits que nous allons exposer sont basés sur l'exament histologique des nombreuses pièces que nous avons eues à notre disposition. Outre celles provenant d'expériences personnelles qui seront relatées à la fin de ce travail, nous avons pu examiner, grâce à l'obligeance de nos maîtres et amis, des pièces provenant des recherches de MM. Cornil et Chaput au laboratoire d'anatomie pathologique de la Faculté de médecine, de MM. Cornil et Marie au laboratoire de l'Hôtel-Dieu, de MM. Quénu et Longuet au laboratoire d'anatomie de Clamart : à tous nous adressons l'hommage de notre vive reconnaissance.

Ce travail comprend six chapitres.

Le chapitre I est consacré à la structure de la plèvre, base de toutes nos expériences ; de plus, nous avons rappelé les travaux qui ont établi l'équivalence de la cellule endothéliale et de la cellule conjonctive et nous avons ainsi donné l'explication de la similitude des lésions irritatives dans l'endothélium et dans la trame conjonctive sous-endothéliale.

Le chapitre II traite de l'inflammation pleurale aseptique par ligature costo-pulmonaire. L'adhérence qui en résulte est suivie dans toutes les étapes de son développement et les divers éléments qui interviennent dans sa formation sont ensuite étudiés en détail.

Dans le chapitre III, sont étudiées les lésions pleurales déterminées par des agents physiques ou chimiques, thermocautère et nitrate d'argent.

Le chapitre IV rapporte les phénomènes observés après l'introduction dans la cavité pleurale de corps étrangers stérilisés (fibrine, éponge, moelle de sureau, etc.).

Le chapitre V a trait à l'inflammation pleurale septique, les trois précédents ne visant que l'inflammation aseptique ; ce chapitre comporte l'étude de la pleurésie métapneumonique de l'homme et de l'inflammation pleurale suppurative.

Enfin dans le chapitre VI, sont comparés les processus inflammatoires aseptiques et septiques, et quelques considérations générales sur l'inflammation y sont exposées.

Les numéros que l'on retrouvera fréquemment dans le texte, suivant les noms d'auteurs, correspondent aux numéros de l'index bibliographique.

La table des matières a été à dessein largement développée, dans le but de constituer un véritable sommaire de cet exposé de recherches.

Une louable tradition nous autorise, lorsque nous arrivons au terme de nos études, à adresser un juste hommage de reconnaissance à ceux qui ont été nos guides dans la carrière médicale et nous ont fait profiter de leur expérience. Je ne manquerai pas à cet usage, qui est pour moi une douce tâche.

A MM. Roux, Suchard et Gombault, qui nous ont initié aux recherches bactériologiques, histologiques et anatomo-pathologiques, nous adressons l'expression de toute notre reconnaissance.

C'est auprès de M. Polaillon et de M. le Professeur Le Dentu, que nous avons acquis les connaissances chirurgicales nécessaires au médecin : qu'ils veuillent bien agréer l'hommage sincère de notre gratitude.

Nous avons eu l'honneur de passer deux années auprès de M. Lancereaux, comme externe d'abord, puis comme interne. La marque que cet éminent maître a tracée dans notre esprit est ineffaçable. Jamais nous n'oublierons, ni ses savantes leçons, ni le solide enseignement pratique qu'il donnait chaque matin au lit du malade.

Nous avons eu l'inappréciable avantage d'être l'interne de M. Marie. Que notre cher maître veuille bien agréer nos sentiments de sincère gratitude, pour la bienveillance qu'il nous a toujours témoignée, et pour le profit que nous retirerons du souvenir profondément gravé de ses brillantes leçons cliniques de l'Hôtel-Dieu.

M. Charrin nous a fait l'extrême honneur de nous accepter comme interne. Nous avons pu apprécier la bonté de cet excellent maître et nous avons retiré de son magistral enseignement de précieux avantages.

A tous les titres qu'il avait déjà à notre reconnaissance, M. le Professeur Cornil en a joint un nouveau, en nous faisant l'honneur d'accepter la présidence de notre thèse. Nous renouvelons à notre cher et vénéré maître l'hommage de notre profonde gratitude.

Qu'il nous soit permis ici de saluer respectueusement la mémoire de nos regrettés maîtres, MM. les Professeurs Straus et Germain Sée.

CHAPITRE PREMIER

Structure de la plèvre.

Avant d'entrer dans la description des lésions inflammatoires de la plèvre, il nous paraît utile de rappeler la structure de cette membrane.

La plèvre est constituée par deux feuillets, le pariétal et le viscéral: le feuillet externe, qui recouvre les espaces intercostaux et le diaphragme, est notablement plus épais que le feuillet interne qui laisse bien voir par transparence le poumon sous-jacent. Après injection d'air par les bronches, ce feuillet profond se présente comme un vernis recouvrant les vaisseaux sanguins et lymphatiques. Chaque feuillet est constitué par une trame conjonctive, que revêt une couche endothéliale.

Le revêtement endothélial est formé par une seule couche de cellules plates, placées côte à côte comme les dalles ou pavés d'un carrelage. Elles sont très minces (épaisseur de 1 μ à peine), mais très larges (30 à 60 μ). Examinées en place, en surface, ces cellules ne laissent voir que leurs noyaux qui sont superficiels, ovalaires et aplatis : c'est la raison pour laquelle on crut pendant longtemps que la plèvre, comme toutes les séreuses, était revêtue d'une membrane hyaline, homogène, continue, semée de noyaux. Mais Recklinghausen, en introduisant dans la technique le nitrate d'argent, permit à chacun de mettre en évidence les contours, les lignes de séparation de ces cellules; le sel d'argent se fixe dans les intervalles des cellules, dans le ciment qui les unit, et s'y réduisant à l'état métallique, dessine ces lignes limites sous la forme de traits noirs, exactement comme on le ferait sur un dessin à la plume avec l'encre de Chine.

Ces contours ne sont pas dentelés comme ceux des cellules endothéliales des vaisseaux lymphatiques, mais seulement légèrement onduleux et parfois même rectilignes : l'ensemble de la cellule dessine une plaque polygonale, parfois quadrilatère, plus souvent à cinq ou six côtés, et pouvant être plus ou moins allongée. Chaque cellule contient un noyau et se limite à la surface par une plaque très mince constituée par du protoplasme condensé (cuticule, plaque endothéliale). Cette plaque forme le champ de la cellule qui se montre si nettement circonscrit dans les imprégnations d'argent. Le protoplasma, situé au-dessous de la plaque et dans lequel le noyau de la cellule est compris, forme une couche granuleuse de laquelle partent, en rayonnant, des travées protoplasmiques qui s'anastomosent entre elles et avec les travées de même nature émises par les cellules endothéliales voisines ; ce protoplasma n'est donc pas individualisé, son réticulum se poursuit sans discontinuité de cellule à cellule : il en résulte qu'un revêtement endothélial « constitue une colonie dont les éléments, quoique distincts, n'en sont pas moins étroitement liés entre eux » (Ranvier, 91).

Certains auteurs (entre autres Recklinghausen, Œdmanson) ont signalé, entre les cellules endothéliales, des lacunes, véritables ouvertures ou stoma, arrondies, triangulaires ou en forme de fente, conduisant directement dans les vaisseaux lymphatiques superficiels de la plèvre et établissant une communication entre ces vaisseaux et la cavité pleurale.

La trame est constituée par du tissu conjonctif condensé, plus abondant dans le feuillet pariétal que dans le feuillet viscéral, et c'est là ce qui explique la remarque que nous faisions plus haut sur l'épaisseur différente des deux feuillets. C'est une membrane mesurant de 50 à 140 μ. Les éléments sont ceux du tissu conjonctif diffus et ils sont à peu près semblablement disposés, sauf qu'ils sont plus serrés, plus condensés, les faisceaux de fibrilles conjonctives, comme les fibres élastiques, étant unis en un tout complet par une substance transparente, hyaline, molle. Cette substance interstitielle anhiste constitue, là comme dans toutes les séreuses, cette mince pellicule membraniforme, colorée en rose par le picro-carmin, qui comble les espaces compris entre les faisceaux connectifs du tissu sous-endothélial (Ranvier).

Les faisceaux conjonctifs sont dirigés dans tous les sens, s'entrecroisent sous les angles les plus divers, mais sont, dans leur ensemble, disposés parallèlement au plan de la membrane qu'ils contribuent à former.

Les fibres élastiques forment un réseau extrêmement riche; elles sont fines et dessinent, par leurs très nombreuses anastomoses, des réseaux d'un aspect presque caractéristique ; en effet, dans les points où se font les anastomoses, les fibres élastiques donnent naissance à de fines membranes élastiques étendues entre elles comme la membrane interdigitale entre deux doigts d'une patte d'oiseau aquatique; de sorte que ces réseaux élastiques figurent de véritables membranes élastiques fenêtrées, dont les trous sont de dimensions très diverses. A la limite profonde de la trame, le picro-carmin colore en jaune une bande élastique à peu près continue qui établit une ligne de démarcation entre la plèvre et les tissus sous-jacents. Cette bande profonde est d'un grand secours pour l'anatomiste, quand sur une coupe, il veut reconnaître l'étendue et les limites de la séreuse (Rindfleisch). Un autre point de repère est constitué, pour la plèvre pulmonaire, par les particules de charbon qui existent d'une manière constante à la limite de la plèvre et du poumon.

Outre les fibrilles conjonctives et les fibres élastiques, la trame comporte un troisième et dernier élément constitutif, représenté par des cellules plates, appliquées comme d'ordinaire sur les faisceaux de fibrilles conjonctives.

Les vaisseaux sanguins forment dans l'épaisseur de la membrune conjonctive un réseau capillaire à larges mailles, qui s'entrelace avec le réseau des lymphatiques et qui communique, par de nombreuses anastomoses, avec le réseau sanguin des muscles sous-jacents pour le feuillet pariétal, avec le réseau pulmonaire pour le feuillet interne.

La trame est immédiatement au contact d'un tissu lâche, extrêmement riche en vaisseaux, le tissu sous-pleural ; ce tissu existe sous les deux plèvres, mais il est plus abondant sous la plèvre pariétale ; à l'état normal, il est à peine visible sous la plèvre pulmonaire, mais dans le processus inflammatoire pleuro-pulmonaire, il apparaît nettement sous la forme d'une bande riche en particules charbonneuses, quelquefois criblée de vaisseaux remplis de sang comme dans la pneumonie, quelquefois d'aspect lâche entre deux zones très fortement colorées qui sont la trame pleurale et la paroi alvéolaire notablement augmentées de volume par le processus irritatif. (Fig. I, pl. I, zone claire entre PV et P.)

Équivalence de la cellule endothéliale et de la cellule conjonctive. — Les lésions pleurales, dans le détail desquelles nous allons entrer dans les chapitres suivants, présentent une analogie complète avec celles qui se montrent dans le péritoine, le péricarde, les synoviales articulaires, l'endartère, l'endoveine, si toutefois les agents et les conditions d'expérimentation sont les mêmes. Il est vrai que toutes ces membranes ont un caractère commun, la présence d'un endothélium. Mais on retrouve les mêmes lésions dans le tissu conjonctif dermique, après une section aseptique du tissu cutané et sous-cutané (réunion chirurgicale par première intention); et d'autre part, les phénomènes histologiques dont l'endothélium pleural ou péritonéal est le point de départ, sont identiques à ceux qui apparaissent dans la trame conjonctive sous-jacente. Ces faits indiscutables, puisqu'ils ressortent de l'observation directe, s'expliquent facilement aujourd'hui : ils découlent et viennent en même temps à l'appui des travaux de M. Ranvier et de ses élèves, qui ont établi l'équivalence de la cellule endothéliale et de la cellule du tissu conjonctif.

En étudiant le grand épiploon du lapin, Ranvier constata que certaines travées épiploïques très minces, composées seulement d'un faisceau conjonctif, ne renfermaient pas de cellules plates; dans leur constitution n'entrait aucun autre élément cellulaire que la cellule endothéliale qui en revêtait la surface.

Comme on ne peut concevoir un faisceau conjonctif sans adjonction d'une cellule du tissu conjonctif, on était amené à se demander si cette cellule endothéliale ne représentait pas la cellule plate de ce faisceau; si, d'une manière générale, cellule endothéliale des séreuses et cellule du tissu conjonctif ne seraient pas des choses équivalentes, morphologiquement et originellement identiques (Duval, 39).

Les recherches de Ranvier établirent que, sous l'influence d'une inflammation expérimentale du péritoine, les cellules endothéliales se transforment : elles perdent leur plaque superficielle, le protoplasma présente de gros prolongements et la cellule étoilée qui en résulte est alors identique à une cellule conjonctive. Il n'y a plus un revêtement endothélial à la surface de la séreuse, mais un réseau de cellules conjonctives, réseau dans lequel il est impossible de distinguer les éléments qui sont les cellules conjonctives préexistantes de la trame, également hypertrophiées par le processus inflammatoire, et ceux qui proviennent de la transformation des cellules endothéliales. Au bout de quelques jours l'endothélium se reforme : les cellules conjonctives qui sont à la surface des travées, aussi bien celles qui proviennent des anciens éléments endothéliaux que celles qui émergent de la trame, enveloppent les travées de l'épiploon, arrivent au contact par leurs bords, se soudent en un revêtement continu, sécrètent à leur surface la plaque endothéliale caractéristique et reconstituent ainsi le revêtement épithélial.

Il y avait donc lieu de conclure qu'on peut expérimentalement ramener le pavé endothélial à l'état de réseau de cellules conjonctives étoilées, puis inversement, voir les cellules conjonctives étoilées se transformer en un revêtement endothélial continu : cellule endothéliale et cellule conjonctive sont des éléments équivalents. Cette notion d'équivalence a été ratifiée et admise par les histologistes.

« L'endothélium des séreuses peut être considéré comme une adaptation particulière des cellules du tissu conjonctif au rôle de revêtement épithélial continu » (Duval, 39).

« La cellule endothéliale n'est qu'une cellule connective ayant tassé à sa surface libre une certaine quantité de son protoplasma pour en faire une lame protectrice, lame endothéliale, qui se soudera aux lames voisines afin de compléter le revêtement » (Letulle, 67).

« Les cellules endothéliales s'anastomosent par les prolongements de leur protoplasma, comme celles du tissu conjonctif. Ce ne sont que des cellules conjonctives recouvertes de la mince cuticule qui forme la surface lisse des séreuses ou des cavités vasculaires » (Cornil, 29).

On est allé plus loin dans cette voie d'unification et pour un certain nombre d'auteurs, cellule endothéliale, cellule connective et globule blanc, ne sont que des éléments identiques, pouvant se transformer les uns dans les autres.

Il pourrait y avoir transformation de la cellule migratrice en cellule endothéliale ou cellule connective, ce qui est tout un, et la transformation inverse serait également possible. « De même que des cellules fixes peuvent se mobiliser et au moins par leur descendance devenir éléments migrateurs, de même les recherches de Metchnikoff ont établi que les cellules migratrices peuvent se fixer et devenir éléments definitifs du tissu conjonctif » (Duval, 39).

Ces notions, qui détruisent les barrières qu'on avait élevées entre ces divers éléments, démontrent ce qu'avaient d'étroit les anciennes théories inflammatoires : les unes attribuaient un rôle primordial et presque exclusif aux globules blancs (Conheim), les autres aux éléments cellulaires (Virchow). N'est-il pas plus rationnel d'admettre que des éléments de même nature, susceptibles de se transformer les uns dans les autres, peuvent réagir simultanément et parallèlement sous une cause donnée.

La conséquence de ces considérations qui établissent l'identité des éléments endothéliaux et conjonctifs est qu'il faut s'attendre à voir les réactions inflammatoires pleurales absolument les mêmes dans le revêtement endothélial et dans la trame conjonctive. Or, les faits qui vont suivre démontreront la réalité de cette prévision; dans les inflammations de la plèvre, les cellules du tissu conjonctif constituant la membrane fibro-cellulaire située au-dessous de l'endothélium sont modifiées exactement de la même façon que cet endothélium lui-même. Les cellules, qu'elles appartiennent à la lame fibreuse ou à l'endothélium, sont solidaires et subissent, sous les mêmes influences irritatives, la même série de lésions. Aussi est-il impossible d'étudier les unes en dehors des autres, car ces deux catégories de cellules sont altérées en même temps et identiquement ; les phénomènes observés suivent, dans les unes et les autres, le même cours et se terminent de la même façon.

CHAPITRE II

L'inflammation pleurale par ligature costo-pulmonaire. — Inflammation adhésive aseptique.

La fixation du poumon à la paroi costale, comme premier temps de l'intervention en chirurgie pulmonaire, a de longue date préoccupé les chirurgiens et un certain nombre de travaux ont été dirigés dans cette voie. En quête de procédés propres à réaliser l'inflammation pleurale, nous songeâmes à nous enquérir des résultats histologiques que pourrait donner l'affrontement des deux feuillets de la séreuse par fixation du poumon à la paroi. Le résultat de l'expérience fut la production d'une adhérence et de phénomènes histologiques des plus intéressants, dont l'étude permet de suivre à chaque étape du processus la formation de la fausse membrane fibrineuse et son organisation. Ce mode d'expérimentation réalise un type de pleurésie adhésive.

Dans ce chapitre, nous nous proposons de décrire l'ordre et l'évolution des lésions, puis le rôle des divers éléments dans la formation de l'adhérence pleurale. Certes il est intéressant de pouvoir pénétrer le mécanisme des réactions histologiques, qui aboutissent à la formation d'une adhérence entre les deux feuillets de la séreuse pleurale ; mais, ce qui donne à cette étude une tout autre importance, c'est que ce mécanisme a une portée beaucoup plus générale ; il n'est nullement particulier à la symphyse pleurale et c'est par le même processus que se produisent les réunions chirurgicales par première intention (Ranvier), les oblitérations artérielles et veineuses après ligature

(Cornil et R. Marie), les adhérences péritonéales et péricardiques. L'étude approfondie de ce processus est donc du plus haut intérêt, puisqu'il touche à des questions d'histologie pathologique de tout premier ordre.

De tous les procédés que nous avons employés pour réaliser et étudier l'inflammation pleurale, celui de la ligature fut le plus multiplié : nous avons recueilli des pièces à chaque jour du processus et souvent nous avons répété des expériences de même durée pour contrôler nos résultats. Ce sera donc ce chapitre que nous développerons le plus, et à propos duquel nous étudierons en détail tous les éléments qui entrent en jeu. Aussi, lorsque nous décrirons les résultats des autres procédés opératoires, nous n'insisterons que sur les particularités propres à chaque mode et nous nous bornerons, pour les phénomènes histologiques déjà étudiés et décrits dans ce premier chapitre, à une brève mention.

§ 1. — Technique.

Toutes nos expériences ont porté sur le chien ; nous nous sommes astreint à l'antisepsie la plus sévère, sachant par expérience combien il est difficile d'aseptiser la peau de cet animal : Dès la veille de l'opération, le champ opératoire était rasé, soigneusement savonné, passé au sublimé à 1/1.000 et un pansement humide (compresses imbibées de bichlorure) était appliqué sur la région choisie. Le lendemain le pansement était enlevé, la peau de nouveau savonnée, passée au sublimé, à l'alcool et à l'éther : le champ opératoire était encadré d'une large compresse, perforée seulement dans sa partie centrale et destinée à éviter tout contact des mains de l'opérateur avec la peau de l'animal. Les instruments étaient stérilisés, soit à la chaleur sèche de 160° à 180° (four à flamber), soit en les faisant bouillir dans la glycérine ; les soies étaient laissées une demi-heure dans du sublimé au millième bouillant. Le permanganate de potasse et le bisulfite de soude servaient à la toilette des mains. - Après l'opération, un pansement sec au salol ou à l'iodoforme était appliqué sur la plaie et recouvert d'un appareil plâtré, ou d'un enroulement de bandes de diachylon. Cette enveloppe extérieure était destinée à protéger le pansement contre les tentatives que l'animal ne manquait jamais d'entreprendre, pour se débarrasser de son bandage. Nous avons tenu à donner tout le détail de notre technique, puisque le grand reproche qui a été porté contre ces expériences, dans lesquelles une adhérence a été obtenue entre les deux feuillets de la séreuse, est qu'elles ont dû être faites septiquement.

Malgré tous nos soins, nous devons reconnaître que dans la moitié des cas à peu près, nous avons eu des résultats septiques. Nous tenions comme infectées toutes les pièces où la plaie cutanée présentait le moindre liquide louche et à plus forte raison du pus, toutes celles où la réunion par première intention ne s'était pas parfaitement accomplie et où les bords de la plaie, non accolés, étaient séparés par le suintement d'un peu de liquide. Les opérations que nous avons considérées comme ayant été faites aseptiquement, sont celles où la plaie était bien réunie, où les fils n'étaient lubrifiés par aucun liquide, où les pièces du pansement étaient absolument intactes sans tache ni souillure autres que quelques gouttes de sang. Ce ne sont que les résultats des cas aseptiques que nous exposerons dans ce chapitre, nous réservant de décrire les autres au chapitre V qui traite de l'inflammation pleurale septique.

L'opération elle-même fut pratiquée suivant plusieurs procédés. Celui auquel nous avons eu recours le plus fréquemment est le suivant : une aiguille à courbure appropriée était enfoncée dans un espace intercostal assez profondément pour embrocher le poumon et ressortait dans le même espace ; nous nous servions d'abord d'une aiguille courbe ordinaire maniée à l'aide d'un porte-aiguille ; mais il est bien préférable d'avoir à sa disposition un instrument d'une seule pièce, le manche faisant angle droit avec l'aiguille. M. Colin voulut bien nous établir un modèle sur nos indications, analogue d'ailleurs à celui dont se servirent dans leurs expériences MM. Quénu et Longuet : à sa pointe l'aiguille porte une œillère, dans laquelle on passe le fil. Après ligature, le fil repose sur tout le plan musculo-cutané qui constitue l'espace intercostal. La question du serrage du nœud a la plus grande importance. Si l'on ne serre pas assez son fil, les deux plèvres ne sont pas suffisamment maintenues au contact, pour que la fixation puisse résister aux tractions sans cesse renouvelées par les mouvements respiratoires ; il se produit du chevauchement et l'adhérence ne peut se former ; les deux séreuses sont cependant irritées au voisinage des fils, mais la lésion est très spéciale et ne donne jamais une fausse membrane adhérentielle ; la lésion produite est ce que nous décrirons plus loin sous le nom d'aspect vésiculeux de l'endothélium.

Si le fil est trop serré il coupe, immédiatement ou dans les heures qui suivent l'opération, le parenchyme pulmonaire et l'anse du fil s'applique sur la plèvre costale : on ne trouve à l'autopsie qu'une cicatrice pulmonaire, mais jamais d'adhérence ; le plus souvent le poumon n'est pas seul coupé : la peau et le tissu sous-cutané sont également sectionnés par le fil trop serré, et l'on trouve le nœud reposant sur le plan des muscles intercostaux. Cette section des plans superficiels peut se produire sans que le poumon soit déchiré : c'est une complication très fréquente, qui entraîne le plus souvent la septicité de l'expérience ; toutes les fois que nous avons eu des opérations suppurées, le fil avait coupé la peau ; la plaie opératoire notablement plus considérable que lorsqu'il existe seulement les trous d'entrée et de sortie du fil, est une condition très favorable au développement de l'infection, étant donné qu'il est fort difficile d'assurer l'asepsie parfaite de la peau du chien. Cette question du serrage du nœud est certainement le point le plus délicat et la partie de l'opération qui nécessite une certaine expérience : trop serré, le fil coupe et détermine une plaie qui suppure ; s'il est trop lâche, les deux plèvres continuent à glisser l'une sur l'autre et n'adhèrent pas.

Un autre procédé consiste à inciser au bistouri la peau et le tissu sous-jacent, et l'aiguille n'a que le plan musculaire à traverser ; le nœud du fil est recouvert par les plans superficiels suturés. Nous avons renoncé à cette technique qui donnait plus de chances d'infection, créant une plaie plus large. Pour la même raison nous déconseillons la costotomie. La pointe de l'aiguille peut attaquer un espace intercostal et ressortir par un autre ; le nœud du fil est alors serré sur une côte : nous n'avons trouvé aucun avantage à cette modification qui augmente un peu la difficulté opératoire. Si bien que le premier procédé indiqué est celui qui nous a paru le plus commode et le plus sûr.

Le chien en expérience était toujours chloroformé préalablement ; pour éviter les accidents de la chloroformisation si fréquents chez cet animal, nous avons toujours injecté dans le tissu sous-cutané, 3/4 d'heure ou une heure avant la chloroformisation, 1 c.c. d'atropomorphine préparée de telle façon que 1 c.c. de la solution représente 1 milligr. d'atropine et un centigramme de morphine. Cette précaution qui nous a été indiquée par M. Paul Carnot, notre collègue et ami, nous a rendu les plus grands services ; nous avions perdu par la chloroformisation un certain nombre de chiens au début de nos expériences : nous n'avons jamais eu un seul accident après l'emploi systématique de l'atropomorphine.

L'animal sacrifié, nous avons trouvé dans tous les cas, réunissant les deux feuillets, une adhérence très limitée, localisée à l'anse du fil, sans aucune trace d'épanchement concomitant. Suivant la durée, cette adhérence est plus ou moins résistante ; jusqu'au quatrième jour elle est extrêmement délicate et les plus grandes précautions sont nécessaires pour éviter la rupture dans les manipulations ultérieures. L'ensemble de l'adhérence, maintenu et protégé par le fil que l'on a soin de conserver, était plongé dans l'alcool à 90° pendant 24 heures ; ce n'est qu'après cette première action fixatrice que la pièce était régularisée, le fil enlevé ou laissé en place, les plans sus et sous-jacents rejetés. Une partie des pièces obtenues était coupée directement, après fixation sur un morceau de liège par de la gomme ou du collodion ; une autre, après passage dans l'alcool absolu, alcool et éther, éther, était incluse dans la paraffine par la méthode du vide : concurremment à l'alcool, nous avons employé également la liqueur de Müller. Les colorants dont nous avons usé furent le picro-carmin, l'hématoxyline et l'éosine, mais surtout la thionine. Pour toutes les recherches sur des processus inflammatoires, la thionine nous a paru être le colorant de choix : elle colore tous les éléments et donne une différenciation vraiment remarquable ; la fibrine prend une teinte bleu verdâtre ou verte, les cellules endothéliales et conjonctives une coloration bleu-violet, les noyaux restant clairs avec un nucléole très foncé ; les prolongements cellulaires sont admirablement colorés et peuvent être étudiés dans tous leurs détails ; le tissu conjonctif prend une teinte bleu rougeâtre très caractéristique. La coloration est très délicate et ne masque jamais les éléments, même quand ils se présentent sur plusieurs plans.

Nous avons employé la thionine phéniquée, la thionine aqueuse et la thionine anilinée. La formule de la thionine phéniquée a été indiquée par Nicolle dans les *Annales de l'Institut Pasteur* en 1895.

Solution saturée de thionine dans de l'alcool à 50°......	10 c.c.
Eau phéniquée à 1 p. 100...........................	100 c.c.

La thionine anilinée se prépare de la manière suivante :

Huile d'aniline............	3 c.c.
Alcool absolu.............	7

laisser dissoudre, puis mélanger à

Eau.....................	90 c c.

faire bouillir, filtrer à chaud sur papier mouillé. On possède alors une bonne eau d'aniline. On fait dissoudre :

Thionine.................	1 gr.
dans alcool absolu........	10 c.c.

et on mélange avec 100 c.c. de l'eau d'aniline.

La thionine aqueuse est celle que nous préférons :

Thionine.................	1 gr.
Alcool absolu.............	10 c.c.

laisser dissoudre 24 heures, ajouter 100 c.c. d'eau.

La thionine employée fut celle de Grübler : malheureusement elle nous a paru fort inégale et très variable ; avec telle thionine, la solution aqueuse colorait très bien en quelques minutes, avec telle autre il fallait 2 ou 3 heures ; à chaque achat de colorant il est nécessaire d'étudier la rapidité de coloration. Les préparations phéniquées colorent généralement plus vite.

Après avoir laissé agir sur la coupe la thionine filtrée, de quelques minutes à 1 heure et plus, suivant la puissance du colorant dont on dispose, on lave à l'eau, on passe à l'alcool absolu, à l'essence de girofle, au xylol, on monte dans le baume.

Les préparations doivent être conservées autant que possible à l'abri de la lumière pour éviter la décoloration : avec une bonne thionine, cette décoloration est peu marquée ; nous avons des préparations datant de dix-huit mois parfaitement intactes.

§ 2. — Étude de la succession des phénomènes histologiques.

La description des lésions, telles qu'elles apparaissent chronologiquement, constituera ce paragraphe ; nous nous attacherons à exposer les faits comme nous les avons vus sur les pièces de chaque jour : ce n'est qu'après avoir suivi l'inflammation adhésive, de son début à l'état le plus avancé d'organisation, que nous étudierons dans une étude synthétique chacun des éléments qui concourent à la formation de l'adhérence, fibrine, cellules endothéliales, néo-vaisseaux, globules sanguins.

Ce paragraphe II comprendra successivement l'étude de l'adhérence, des trames pleurales, des plèvres en dehors de l'adhérence et il se terminera par l'exposé des lésions du poumon.

L'adhérence. — Lorsqu'on examine une pièce *après vingt-quatre heures*, on trouve une adhérence très délicate constituée par un exsudat fibrineux, intimement uni à chacun des feuillets pleuraux. Si l'on coupe le fil, l'adhérence se rompt presque fatalement : elle est extrêmement friable et n'a pas plus de solidité que les fausses membranes jeunes que l'on rencontre chez l'homme dans les pleurésies aiguës. La fibrine prend par la thionine une belle coloration verte ou bleu verdâtre ; elle se présente sous la forme de filaments très ténus qui se groupent pour former, soit des aréoles, soit des faisceaux de fibrilles réunis en lames, soit de simples grumeaux : dans la même pièce et suivant les points on trouve ces trois aspects. Malgré cette variété de disposition, l'exsudat est assez compact, sans fentes ni fissures. Il contient dans ses mailles aréolaires ou entre ses fibrilles, des globules rouges et des leucocytes, dont les uns représentent des lymphocytes, petits éléments contenant un noyau fortement coloré et peu de protoplasma, les autres des globules blancs polynucléaires.

Les modifications des cellules endothéliales sont déjà fort remarquables : ces cellules plates et minces à l'état normal se gonflent et leur cuticule, plaque de protoplasma condensé qui les borde, se rompt, leur donnant toute facilité de s'hypertrophier. La masse protoplasmique très grenue et le noyau font saillie du côté de la cavité pleurale ; mais le corps cellulaire tient toujours à la trame sous-jacente par deux ou trois prolongements minces. Bientôt l'hypertrophie considérable des cellules ne leur permet plus, l'espace manquant, de rester aplaties ; elles rompent leurs points d'attache et se relèvent en restant fixées par un seul prolongement ; les cellules endothéliales se présentent alors, hérissées, dressées en palissade, pressées les unes contre les autres, comme un épithélium à cellules cylindriques : leur protoplasma est alors plus clair, plus homogène, moins granuleux. Ces éléments présentent tous les signes d'une vitalité cellulaire intense : une grande suractivité se manifeste dans toute l'étendue du protoplasma, qui déjà peut montrer des prolongements, alors que le noyau de la cellule ne présente encore aucun indice d'un travail de multiplication.

Après 48 heures, les cellules endothéliales se montrent avec un aspect tout à fait remarquable : elles poussent des prolongements protoplasmiques qui s'accolent aux filaments de fibrine, comme à des supports : ces prolongements, admirablement colorés et mis en relief par la thionine qui les décèle dans toute leur longueur, suivent les fibrilles de fibrine pour aller à la recherche de prolongements analogues venus de cellules voisines. Les cellules elles-mêmes sont très volumineuses, avec un gros noyau ovoïde apparaissant en clair et renfermant un ou plusieurs nucléoles très fortement colorés ; chaque cellule présente un ou plusieurs prolongements, dont les uns sont libres, les autres s'anatosmosent avec des prolongements voisins. Le grand diamètre de pareilles cellules avec leurs prolongements acquiert parfois une dimension de 10 à 15 fois plus considérable qu'à l'état normal : au lieu de 15 μ elles peuvent mesurer 1/10 de millim. (100 μ) et même plus ; c'est dire qu'on pourrait les voir à l'œil nu. La multiplication cellulaire n'est pas encore commencée ou à peine ébauchée : on est dans le stade qui la précède, dans la période d'hypertrophie. « La multiplication des cellules endothéliales est précédée de leur hypertrophie, et sous l'influence du mouvement nutritif intense résultant de l'irritation, ces cellules émettent des prolongements d'une grande longueur qui s'appliquent sur les filaments de fibrine de l'exsudat inflammatoire, les suivent daus leur trajet, rencontrent des prolongements de même nature émanés de cellules voisines et se fondent avec eux. » (Ranvier, 91.)

Cette hypertrophie cellulaire, et la propriété qu'ont les cellules de pousser des prolongements dans la fibrine, sont la caractéristique des pièces de 2 jours. Le fait, dit Letulle, qu'au moins pendant 48 heures la matière protoplasmique vivante a pu travailler et végéter, alors que la substance du noyau dans laquelle semble être concentrée la force prolifique de l'élément est restée inactive, sans trace de division, est la preuve expérimentale de la dissociation des deux activités formatrices, celle du protoplasma et celle du noyau.

L'exsudat fibrineux se présente comme dans les pièces de 24 heures, il est seulement plus abondant. Il est toujours bien coloré, mais déjà moins compact, laissant courir entre ses fibrilles les prolongements cellulaires. Les leucocytes et les globules rouges sont en quantité variable et pour la plupart ne sont pas altérés. L'adhérence est déjà moins fragile, en raison des prolongements protoplasmiques qui s'accolent aux filaments de l'exsudat fibrineux, les suivent, se soudent les uns aux autres formant ainsi une seconde charpente plus solide que la première.

Après trois jours, le phénomène capital, qu'il est très facile de saisir sur les coupes, est l'apparition de la multiplication cellulaire. Déjà, dit M. Ranvier, elle peut se montrer à la fin du 2ᵉ jour ; M. Cornil, dans ses expériences sur les réunions séro-séreuses du péritoine intestinal, a même vu après 24 heures quelques cellules en multiplication directe. Mais avant le 3ᵉ jour ce ne sont que des figures rares, isolées, tandis qu'au stade du processus adhérentiel où nous sommes arrivés, la multiplication est en pleine exubérance.

Il y a lieu d'insister sur cette particularité que, s'il faut attendre jusqu'au troisième jour pour voir apparaître la multiplication cellulaire, la formation de la cicatrice n'en a pas moins marché rapidement dès les premiers jours.

L'adhérence s'est créée sans aucune multiplication cellulaire par le fait seulement de l'hypertrophie, de l'extension et du déplacement des cellules préexistantes dans l'exsudat fibrineux.

La multiplication par division directe est de beaucoup la plus fréquente, car les figures karyokinétiques sont rares dans toutes nos préparations ; après le quatrième et le cinquième jour on en trouve cependant quelques-unes. La division indirecte nous a paru moins précoce et beaucoup moins généralisée.

Les cellules endothéliales se présentent avec une forme lamelleuse, allongée, quand on les voit de profil ; leurs noyaux ovoïdes sont bilobés ou au bout les uns des autres, accusant ainsi leur division directe ; il est extrêmement fréquent de rencontrer des cellules très volumineuses, très renflées, à très longs prolongements, contenant de deux à cinq noyaux disposés dans le sens de la longueur de l'élément ; la segmentation du noyau a été plus rapide que celle du protoplasma.

Le protoplasma des cellules est réticulé, contient souvent des grains qui se colorent comme la chromatine ; il pousse des prolongements qui rejoignent ceux des cellules voisines de même nature, ou bien se mêlent aux pointes protoplasmiques issues des cellules conjonctives de la trame ou des cellules endothéliales bourgeonnantes des vaisseaux préexistants. Tous ces éléments de même nature forment un lacis très enchevêtré, où il est impossible de distinguer chaque variété de cellules. En raison de leur hypertrophie et de leur multiplication, les cellules s'adossent aux filaments de fibrine et, cheminant accolées à eux, parcourent déjà la plus grande partie de l'exsudat ; elles acquièrent une véritable mobilité ; elles ne sont plus cantonnées au voisinage seulement des deux trames pleurales, elles forment plusieurs assises étroitement unies par leurs prolongements, et déjà quelques-unes gagnant le centre même de la fibrine, s'unissent par leurs pointes aux éléments issus du feuillet pleural opposé ; la zone centrale de l'adhérence ne présente pas encore, comme cela sera au quatrième jour, un enchevêtrement très riche de cellules, mais déjà quelques-unes se rejoignent, la barrière fibrineuse qui séparait les deux plèvres est franchie.

La fibrine est déjà moins compacte, moins homogène, elle présente des fissures qui la divisent en blocs, et ce sont ces fentes que choisissent tout particulièrement les cellules pour s'avancer dans l'adhérence et sillonner l'exsudat. Déjà on peut voir par places quelques figures de néo-vaisseaux, mais après trois jours, dans ces adhérences par ligature, elles sont beaucoup plus rares que dans les inflammations obtenues par des corps étrangers tels que la fibrine.

Dans les pièces provenant d'animaux sacrifiés *après quatre jours*, l'adhérence est dans la phase la plus active d'organisation. Tout l'exsudat fibrineux, aussi bien dans ses parties centrales que sur ses bords avoisinant les plèvres, est parcouru par un riche réseau de grandes cellules connectives ; les éléments venus de chacune des plèvres en suivant une direction oblique ou perpendiculaire au plan pleural, s'anastomosent dans la zone centrale avec des cellules analogues nées de la plèvre opposée; la cicatrice est déjà beaucoup plus résistante. Pendant les trois premiers jours, si l'on coupait les fils, elle cédait à une légère traction ; au quatrième jour le tissu des cellules anastomosées a renforcé la fibrine et la réunion est plus intime et plus solide ; après avoir sacrifié l'animal et recueilli la pièce, on peut couper le fil et procéder à toutes les manipulations ultérieures nécessaires sans crainte de voir se détruire l'adhérence. Les deux figures de la planche I représentent une pièce de quatre jours. La figure 1 est un dessin à un faible grossissement qui permet de voir l'ensemble de l'exsudat organisé, comblant le large espace qui sépare la plèvre pulmonaire de la plèvre pariétale ; le réseau cellulaire a tout envahi et sillonne la fibrine dans toutes les directions. La figure 2 représente à un plus fort grossissement les mêmes éléments cellulaires, remarquables par leur volume, leur forme allongée, leurs prolongements interminables allant à la recherche les uns des autres, leur gros noyau ovoïde toujours multinucléolé, souvent double ou triple.

La fibrine s'altère visiblement et va entrer dans la voie régressive : elle est de plus en plus morcelée, ne servant pas seulement de soutien aux cellules, mais aussi de matière nutritive. Elle est encore nettement reconnaissable, grâce à sa coloration, mais elle se présente sous la forme de travées plus minces, à bords moins nets, ou de grumeaux ténus. La thionine ne lui donne déjà plus, comme aux premiers jours du processus, une coloration uniforme : certaines régions sont encore vertes, mais ailleurs la coloration est jaunâtre, ailleurs presque effacée. Il est facile de se rendre compte que, dans la figure 1, planche I, la partie supérieure du dessin a une coloration verte plus accusée que la zone inférieure où la fibrine est déjà plus organisée, plus riche en cellules et en vaisseaux.

Les leucocytes que nous avons signalés assez nombreux dans l'exsudat, soit mononucléés, le plus souvent polynucléés, sont au quatrième jour presque tous altérés ; ils perdent peu à peu leur enveloppe de protoplasma, qui commence par ne plus être colorable, et se marque seulement par une zone périnucléaire blanche, sorte d'auréole (B, pl. III, fig. 1) ; puis cette zone elle-même disparaît et le leucocyte est réduit à ses noyaux réunis par des filaments colorés ; plus tard ces noyaux eux-mêmes se transforment en un bloc de grains de nucléine (C, pl. III, fig. 1).

Les globules rouges existent toujours dans l'exsudat, mais en quantité très variable ; s'ils sont quelquefois très clairsemés, bien moins nombreux que les leucocytes, par petits groupes très espacés de quatre à cinq, ils sont sur d'autres pièces en quantité telle, qu'ils forment une vraie nappe sanguine, masquant en partie la fibrine ; ils entourent de toutes parts les vaisseaux et cellules de nouvelle formation, dont la végétation n'est d'ailleurs nullement gênée par la présence de ces éléments. Au niveau de ces suffusions sanguines intenses, il arrive quelquefois qu'on peut voir la paroi des néo-vaisseaux disjointe et rompue ; le sang est sorti par effraction ; mais souvent on ne voit aucune rupture et tout le sang provient, soit de vaisseaux préexistants blessés et rompus par le passage de l'aiguille, soit des néo-vaisseaux dont la mince paroi laisse facilement passer les globules sanguins. Quoi qu'il en soit de leur origine, ces hématies disparaissent rapidement en ne laissant que du pigment.

Mais, de toutes les modifications qui se produisent au quatrième jour, la plus importante est certainement la colossale poussée formative de néo-vaisseaux ; déjà après le troisième jour, on en voit quelques-uns ; au quatrième jour il en apparaît dans tous les points des préparations. Ces néo-vaisseaux se montrent coupés en long ou transversalement ; sur une coupe transversale, le capillaire se présente sous la forme d'une cavité de dimensions variables, limitée par une seule couche de cellules endothéliales identiques à celles qui végètent si abondamment dans tout l'exsudat ; elles sont volumineuses et non aplaties, elles ont de grands prolongements par lesquels elles s'unissent, si bien que la cavité peut n'être bordée que par deux cellules, la plus grande partie de la circonférence étant représentée par de fins prolongements ; sur cette paroi rudimentaire, viennent s'implanter les prolongements protoplasmiques des cellules voisines. La cavité du vaisseau peut ne contenir, au troisième jour, et même au quatrième, aucun globule sanguin, ou seulement deux ou trois leucocytes; ou bien, au contraire, elle est complètement comblée de globules rouges.

Quand le vaisseau est coupé en long, il se présente sous la forme d'une double rangée de grandes cellules, montant parallèlement dans une fissure de la fibrine ; la cavité est limitée par le corps protoplasmique contenant un ou plusieurs noyaux, par les longs prolongements cellulaires rectilignes ou à peine ondulés qui se soudent avec ceux émis par les cellules sus et sous-jacentes. Dès ce quatrième jour, dans le moindre interstice de la fibrine apparaissent ces doubles files cellulaires, limitant une cavité de calibre très variable ; tantôt cette cavité est à peine esquissée, les cellules bordantes sont presque en contact ; à côté, un autre vaisseau est un peu plus large et contient dans son intérieur un ou plusieurs globules blancs qui semblent frayer le chemin ; enfin, dans la même préparation, se voient de longs boyaux remplis de globules rouges. Ces néo-vaisseaux sont complètement isolés dans la fibrine et se terminent en pointes par l'union des prolongements protoplasmiques de deux cellules bordantes terminales (pl. III) ; ou bien on les peut suivre, s'implantant par une extrémité sur la paroi d'un vaisseau préexistant de la trame pleurale.

Tous ces phénomènes histologiques qui caractérisent l'adhérence pleurale de quatre jours, multiplication et anastomoses des cellules dans l'exsudat fibrineux, formation de néo-vaisseaux, désintégration des leucocytes et des globules rouges, ne constituent pas un processus spécial appartenant en propre à l'inflammation pleurale adhésive : ils se retrouvent absolument identiques dans les réunions chirurgicales par première intention après section des tissus cutanés et sous-cutanés.

Dans la période qui suit, après *cinq et six jours*, et jusqu'à l'apparition du tissu conjonctif qui se fait du septième au neuvième jour, les modifications sont peu importantes : elles ne portent que sur des points de détail, aucun élément nouveau n'entre en jeu. Les vaisseaux se multiplient et sont remplis de sang ; on en peut voir qui s'enfoncent dans l'adhérence perpendiculairement au poumon, établissant la communication entre la circulation de chacune des plèves. Le réseau cellulaire devient de plus en plus abondant et serré ; la fibrine régresse rapidement : on ne voit plus de disposition aréolaire ou lamellaire nette ; les grumeaux et les fibrilles se décolorent de plus en plus, et vers les sixième et septième jour, la substance intermédiaire aux cellules n'a plus de coloration ; elle est représentée par une masse homogène, où l'on ne reconnaît que difficilement quelques fibrilles de fibrine. Mais, dans toute les pièces, depuis le sixième jour jusqu'à une époque avancée, on retrouve, soit dans la substance intermédiaire homogène qui n'est plus de la fibrine et n'est pas encore du tissu conjonctif, soit dans le tissu conjonctif de nouvelle formation, des blocs fibrineux ou de simples grumeaux qui ont conservé leur coloration verte et ne se désintègrent que tardivement.

Dans les préparations de *sept jours et demi à huit jours*, on assiste à l'apparition des fibrilles conjonctives. Après coloration par la thionine, ces fibres se caractérisent par une teinte violet clair tirant sur le rouge, plus rosée que la coloration du tissu conjonctif adulte. Elles se différencient de la fibrine qui prend une coloration verte, des cellules conjonctives et de leurs prolongements qui se montrent en violet foncé ; elles sont accolées aux cellules, mais se distinguent très bien du protoplasma cellulaire et de ses prolongements. Dès l'apparition du tissu conjonctif qui va former la substance interstitielle, tous les éléments de l'adhérence entrent en régression. Les néo-vaisseaux diminuent de nombre et de calibre ; ceux qui persistent dans une vieille adhérence ne représentent qu'une très faible fraction du réseau vasculaire primitif. Les matériaux nutritifs, nécessaires en grande abondance dans les premiers jours du processus pour l'édification rapide du nouveau tissu, ne sont plus réclamés aussi impérieusement et les voies d'apport se restreignent d'une manière très marquée. Les vaisseaux qui persistent ne sont plus de simples capillaires ; il en est qui présentent une paroi propre assez résistante ; un grand nombre des vaisseaux néoformés se rétractent, s'atrophient et disparaissent sans laisser d'autres traces que quelques rares cellules amincies et quelques canalicules capillaires. Les cellules étoilées deviennent plates, se ratatinent, leurs prolongements s'amincissent et s'écourtent. Elles diminuent de volume par atrophie de toutes leurs substances constitutives. Au lieu d'un tissu cellulaire exubérant à cellules énormes, formant à peu près toute la masse, on a devant les yeux une adhérence à fibrilles conjonctives et élastiques, dont les cellules sont aplaties le long des faisceaux, et nombre d'entre elles ne vont pas tarder à présenter tous les signes d'une déchéance sénile avancée.

La formation du tissu conjonctif s'effectue rapidement : au vingtième jour, l'adhérence est solide, complètement fibreuse, constituée par du tissu de cicatrice, ou tissu de sclérose, « tissu desséché autant que le tissu jeune son générateur était succulent, ischémié autant que l'autre était largement irrigué, dense et ferme, grâce à ses trousseaux fibreux, autant que son prédécesseur était lâche et peu résistant, pauvre enfin en cellules plates même atrophiées autant que le premier tissu était vivant et richement cellulaire » (Letulle).

Un point digne de remarque et que nous avons déjà signalé, c'est la présence dans les adhérences de huit à vingt jours, de blocs ou de filaments de fibrine qui gardent une coloration verte ou bleu verdâtre, blocs séparés les uns des autres par du tissu conjonctif : ce fait est à rapprocher de la constatation fréquente chez l'homme, de gros amas de fibrine enkystée dans les fausses membranes cellulo-fibreuses, au cours d'autopsies d'individus atteints de pleurésie ancienne.

Du dixième au douzième jour, on trouve fréquemment dans le tissu conjonctif nouveau et dans les plèvres enflammées, un assez grand nombre de cellules granuleuses d'Ehrlich, qui siègent surtout autour des vaisseaux. La thionine les rend très visibles, par la coloration en rouge brun très intense de toutes leurs granulations, tandis que le noyau ovoïde est coloré en bleu violacé.

Le tissu conjonctif néoformé n'est pas aussi régulièrement disposé que dans une membrane continue. La direction des faisceaux de fibres, des cellules et des vaisseaux de la cicatrice est généralement telle que les divers éléments affectent une direction perpendiculaire ou légèrement oblique, par rapport au plan des deux séreuses qu'elles unissent. Il y a bien des anastomoses vasculaires et des faisceaux fibro-cellulaires dans le sens transversal, mais la direction perpendiculaire n'en est pas moins prédominante ; de plus, il est très fréquent de rencontrer à la périphérie de la cicatrice des travées vasculo-cellulaires perpendiculaires aux deux séreuses et isolées les unes des autres ; c'est un fait qui se rapproche de ce que l'on constate facilement à l'œil nu chez l'homme, où les adhérences pleuro-costales ou lobaires sont souvent filamenteuses, formées de travées fibreuses, isolées, plus ou moins longues, et plus ou moins serrées les unes contre les autres.

Dans ces travées circonférentielles de l'adhérence, séparées les unes des autres, il n'est pas rare de rencontrer des cellules d'aspect très spécial, cellules vacuolaires, dont l'étude sera faite ultérieurement.

Nos examens n'ont porté que sur des pièces récentes ; les plus anciennes n'avaient que vingt jours. Les animaux qui devaient nous éclairer sur les résultats de la ligature aseptique après une longue durée, n'ont pu être utilisés pour des raisons diverses : les uns étaient porteurs d'une plaie qui avait suppuré, les autres avaient eu le poumon coupé par le fil trop serré, partant aucune adhérence. Il nous est donc impossible d'affirmer, bien que ce soit notre conviction appuyée sur des pièces de M. le Professeur Cornil datant de trente à trente-cinq jours, que l'adhérence une fois fibreuse persiste d'une manière indéfinie. Les plus anciennes adhérences expérimentales que nous ayons observées, présentaient une structure identique aux vieilles adhérences filamenteuses de l'homme, où les faisceaux conjonctifs sont recouverts de cellules endothéliales bien délimitées par l'argentation, appliquées et aplaties sur ces faisceaux, comme cela est dans la plèvre normale.

Jusqu'ici, nous n'avons parlé que des phénomènes histologiques qui apparaissent dans l'exsudat lui-même, ou au niveau de l'endothélium. Il nous reste à dire quelques mots des lésions de la trame pleurale, des modifications qui se montrent sur les plèvres en dehors de l'adhérence et des lésions du poumon.

Lésions des trames pleurales sous-jacentes à l'adhérence. — Les trames des deux feuillets pleuraux prennent une part active au processus inflammatoire qui aboutit à la formation de l'adhérence.

Les lésions de début portent sur l'endothélium ; elles sont caractérisées par l'hypertrophie et l'hypernutrition des cellules endothéliales qui, de plates et minces, deviennent globuleuses, se relèvent, poussent dans la fibrine de longs prolongements, s'y déplacent, s'y multiplient et s'y anastomosent avec des cellules voisines ayant parcouru le même cycle.

Le même processus s'observe dans le tissu conjonctif sous-endothélial ; les cellules aplaties, placées entre les faisceaux de fibres connectives, s'hypertrophient de la même façon ; leurs noyaux, minces et lenticulaires à l'état normal, présentent une forme globuleuse, atteignent un diamètre de 10 à 12 μ et leur protoplasma devient granuleux et très apparent. Bientôt elles se multiplient et s'anastomosent par leurs prolongements. Lorsque la fibrine exsudée à la surface est en contact avec ce tissu sous-endothélial, l'endothélium étant tombé ou déplacé, toutes ces cellules font irruption dans l'exsudat et s'y conduisent absolument comme les éléments endothéliaux. Le riche réseau cellulaire qui sillonne la fibrine a donc deux origines : la multiplication des cellules endothéliales et la multiplication des cellules connectives de la trame. L'inflammation ayant donné son coup de fouet à ces deux variétés d'éléments, aucune différence n'existe plus entre eux, phénomène bien rationnel, si l'on se rappelle ce qui a été dit précédemment sur l'équivalence de la cellule endothéliale et de la cellule conjonctive.

Pendant que les éléments cellulaires subissent ces modifications, la substance fondamentale fibreuse du tissu conjonctif s'imbibe de sucs, les fibrilles en sont moins nettes et finissent par disparaître ; les cellules en prolifération deviennent libres au sein d'une substance amorphe de plus en plus restreinte et amènent par leur hypertrophie et leur multiplication un épaississement notable de la trame. Les vaisseaux sont toujours extrêmement dilatés, gorgés de sang, souvent rompus et ayant donné lieu à une extravasation sanguine considérable ; leur endothélium est tuméfié et il est souvent le point de départ de bourgeons vasculaires qui montent dans la fibrine pour constituer un néo-vaisseau. Quand les vaisseaux nouveaux apparaissent d'emblée dans l'exsudat, grâce aux propriétés vaso-formatives des cellules endothéliales et connectives, ils ne tardent pas à se mettre en rapport par des prolongements protoplasmiques avec les vaisseaux préexistants et, par cette communication, la circulation s'établit dans le nouveau réseau.

Étude des lésions en dehors de l'adhérence. — En dehors de l'adhérence, il y a lieu de signaler quelques lésions particulières. Ce que l'on trouve toujours à chaque extrémité, bordant pour ainsi dire le tractus d'union, c'est le fil. A son niveau, l'organisation est toujours peu avancée ; au quatrième jour, par exemple, le fil est entouré d'un anneau compact de leucocytes qui se retrouvent dans toutes nos pièces dont les plus anciennes ont vingt jours ; ils peuvent rester en place beaucoup plus longtemps, puisque M. Metchnikoff les a vus persister sans changement pendant des mois, autour de corps étrangers. Sur les pièces de quatre jours, la zone de globules blancs est entourée de fibrine sans aucune prolifération cellulaire, et ce n'est qu'au contact des deux plèvres, toujours assez éloignées dans cette région, que la fibrine se montre organisée. La cicatrisation ne se forme rapidement et complètement que dans la zone la mieux affrontée, celle où la distance entre les deux surfaces est réduite à son minimum ; l'adhérence est à une faible distance des fils, dans leur anse, mais non pas à leur voisinage immédiat.

Il arrive quelquefois qu'autour des fils on rencontre des cellules géantes ; mais il nous a toujours été difficile de les étudier sur ces pièces, le fil ayant été enlevé le plus souvent par les manipulations et surtout par le microtome ; qu'il nous suffise de signaler ici la présence possible de ces éléments autour des fils ; ils seront étudiés en détail dans un chapitre ultérieur consacré à l'inflammation par corps étrangers.

En dehors des fils, les plèvres costales et pulmonaires, sur une longueur de quelques centimètres, sont le siège d'une inflammation exsudative d'autant plus légère qu'on s'éloigne plus de l'adhérence. Au quatrième jour, les parties les plus rapprochées du foyer d'union présentent une trame épaissie, en prolifération, recouverte d'un léger exsudat dans lequel les cellules forment deux ou trois assises parallèles à la plèvre, séparées les unes des autres par de la fibrine. Plus en dehors, les lésions sont réduites au minimum, les vaisseaux de la trame sont un peu distendus, quelques leucocytes se voient dans l'épaisseur du feuillet, mais l'endothélium a pris un aspect tout à fait particulier.

La fig. 1, pl. IV, représente cette lésion; les cellules endothéliales ne cherchent plus à s'anastomoser avec les voisines, ne poussent plus de prolongements, mais elles se redressent, restent attachées à la plèvre par un pédicule très net et leur extrémité libre se renfle en poire ou en sphère. Le protoplasma, après l'action des colorants, apparaît sous forme d'une zone foncée dans le pédicule de la cellule et tout à la périphérie. Il s'est condensé pour ainsi dire dans le pied et sous la calotte et renferme dans son intérieur un ou plusieurs noyaux ovoïdes. Toute la partie centrale de la cellule est occupée par un grand espace clair, ne se colorant pas, assez régulièrement arrondi, qui paraît une vacuole entourée d'une mince enveloppe de protoplasma. La cellule pédiculée prend la forme d'une vésicule à parois minces, le noyau et le protoplasma étant rejetés à la périphérie, comme le noyau et le protoplasma d'une cellule adipeuse qui contiendrait un liquide au lieu de graisse; une rangée de cellules vésiculeuses, sphériques, très volumineuses, pédiculées, peut ainsi remplacer l'endothélium. Entre elles ou à leur base, des cellules endothéliales relevées s'accolent contre ces cellules vacuolaires.

Il peut y avoir plusieurs couches de ces cellules sphériques et creuses superposées à la surface de la plèvre, les profondes donnant, du côté de la cavité pleurale, insertion à d'autres cellules à pied ; qu'elles soient sur une ou plusieurs couches, ces cellules sont le plus souvent recouvertes d'un peu de fibrine, qui pénètre généralement entre elles pour venir s'implanter sur la trame conjonctive. Une même cellule peut contenir deux ou plusieurs vacuoles, mais généralement il n'en existe qu'une seule qui occupé la plus grande partie de l'élément. Dans ces vacuoles on trouve très souvent des globules blancs plus ou moins altérés : ils se présentent sous la forme de leucocytes polynucléaires, dont le protoplasma, apparent quelquefois, a souvent disparu : le globule blanc est réduit à ses noyaux ou à des fragments de noyaux. Dans la même vacuole il peut se montrer un ou plusieurs corpuscules blancs en voie de dégénérescence : ces cellules vésiculeuses apparaissent donc nettement comme des éléments phagocytaires. Nous les avons rencontrées dans nos pièces, du quatrième au quinzième jour ; à une période plus avancée, on ne les retrouve plus, l'endothélium a repris sa forme aplatie, la plèvre légèrement épaissie contient encore, par places, quelques grumeaux de fibrine.

Cet aspect si spécial de l'endothélium est un processus assez général et nous l'avons retrouvé dans la plupart de nos pièces, quel que soit le type d'expérimentation (ligatures aseptiques, ligatures septiques, brûlures par thermocautère). Dans les pièces provenant de ligatures, la formation vésiculeuse ne se montre pas seulement en dehors de l'adhérence ; il en apparaît quelques types sur les faisceaux conjonctifs qui bordent le tractus adhérentiel, principalement sur leur face libre qui regarde la cavité pleurale.

Lésions du poumon. — Le poumon sous-jacent à la zone pleurale enflammée présente toujours des lésions histologiques très accusées, qui ont été fort bien exposées par M. le Professeur Cornil dans différentes publications. Les désordres amenés par le passage de l'aiguille et la présence du fil, sont de deux ordres : les uns, purement traumatiques, sont représentés par les déchirures du poumon, le foyer hémorrhagique qui en résulte et les modifications de forme que subissent les alvéoles pulmonaires sous l'influence de la traction du fil à ligature ; les autres sont inflammatoires, se montrent au voisinage du fil dans une certaine étendue de l'organe et portent sur les cloisons alvéolaires aussi bien que sur l'endothélium.

Les lésions traumatiques se produisent au moment même du passage du fil et augmentent ensuite, du fait des mouvements et des efforts respiratoires. L'aiguille, en pénétrant dans le poumon, déchire quelques cloisons alvéolaires, perfore de nombreux capillaires et détermine ainsi un foyer hémorrhagique. Ce petit hématome remplit les déchirures et très rapidement s'organise. Le réseau fibrineux du caillot sert de soutien à la végétation des cellules conjonctives : des anastomoses s'établissent entre toutes ces cellules, des néo-capillaires se forment et bientôt apparaît un tissu conjonctif de nouvelle formation, une cicatrice pulmonaire dont l'évolution a été la même que celle de l'adhérence pleurale. Autour du fil restent massés longtemps de nombreux leucocytes.

Les modifications de forme que subissent les alvéoles sont intéressantes à étudier ; tout le parenchyme compris dans l'anse de la ligature se trouve comprimé ; la cavité des alvéoles n'existe pour ainsi dire plus, elle est réduite à l'état virtuel; la circulation aérienne ne s'y fait pas. La traction du fil à ligature attire près de la plèvre des portions de parenchyme pulmonaire qui primitivement en étaient éloignées. D'autre part, à chaque mouvement respiratoire, cette traction se trouve encore exagérée par la tendance au vide pleural et l'obligation où le poumon se trouve de rester en contact avec la paroi costale. Il en résulte une modification considérable de la forme des alvéoles qui sont en rapport avec le fil. Au lieu d'être ovalaires ou polyédriques, ces alvéoles deviennent allongés, tous parallèles entre eux et perpendiculaires au plan des plèvres ; la cavité alvéolaire est réduite à une simple fente. Cet aspect se trouve encore exagéré par l'hypertrophie des cloisons alvéolaires, dont nous allons parler à l'instant.

Les lésions inflammatoires ont plus d'importance encore que les lésions mécaniques; elles portent sur le tissu conjonctif des cloisons alvéolaires (pneumonie interstitielle) et sur l'endothélium lui-même (pneumonie alvéolaire). Elles ont leur maximum au voisinage des fils et près de la plèvre irritée, là où le tissu conjonctif des cloisons se continue directement avec celui de la trame pleurale enflammée. Elles vont en diminuant d'intensité et disparaissent peu à peu pour faire place au parenchyme sain. Les deux ordres de lésions, pneumonie interstitielle et pneumonie intra-alvéolaire, se présentent toujours ensemble, en certains points l'une l'emporte sur l'autre, mais toujours elles coexistent.

La pneumonie interstitielle est surtout caractérisée par l'hypertrophie souvent considérable des cloisons. Au voisinage de la plèvre adhérente, là où les alvéoles sont réduits à l'état de fente, il n'est pas rare de voir les cloisons présenter une épaisseur cinq ou six fois plus considérable qu'à l'état normal; cette hypertrophie est due à la prolifération des cellules du tissu conjonctif et à l'infiltration de ce tissu par de nombreux éléments cellulaires : cellules lymphatiques, cellules chargées de pigment d'origine sanguine et, en certains points, cellules granuleuses d'Ehrlich lorsque l'inflammation remonte à une huitaine de jours. Il y a de plus une congestion extrême des parois et vers le dixième jour une néoformation de tissu conjonctif. Les vaisseaux sont parfois tellement distendus, qu'ils viennent faire saillie du côté de la cavité alvéolaire; la travée, au lieu d'être lisse et régulière, prend un aspect variqueux, moniliforme. Le tissu conjonctif prend le plus souvent une part importante à la formation de ces saillies et les exagère beaucoup. On voit, sur de nombreux points, la paroi proéminer dans la cavité alvéolaire sous forme d'un bouton fibreux contenant généralement au centre un vaisseau capillaire étroit, entouré de fibres concentriques séparées par des cellules aplaties dans le sens même des fibres : ce bourgeon pédiculé, qui rétrécit d'autant la cavité alvéolaire, est recouvert par l'endothélium gonflé et proliféré. Les phénomènes d'hypertrophie et de congestion sont très nets aux quatrième et cinquième jours; vers le dixième commencent à apparaître les bourgeons fibreux.

La pneumonie alvéolaire est constituée par un exsudat formé de globules rouges, de leucocytes, de cellules endothéliales et de fibrine.

Les globules rouges sont plus ou moins nombreux suivant que l'on examine des alvéoles plus ou moins rapprochés du trajet de l'aiguille ; ils ne persistent pas longtemps à l'état de globules, ils se détruisent et ne laissent bientôt comme vestiges que des granulations pigmentaires.

Les leucocytes ne sont pas très nombreux, ils sont représentés par de petits lymphocytes et par des leucocytes mono et polynucléaires; souvent ils apparaissent chargés de granulations pigmentaires; dès le quatrième jour, la plupart entrent en régression, perdent leur protoplasma et leur noyau se morcelle.

Les modifications des cellules endothéliales constituent la lésion la plus importante : dès le deuxième et le troisième jour, on les voit se gonfler et perdre leur forme aplatie : le noyau s'hypertrophie et se divise; au quatrième jour, un certain nombre sont desquamées et libres dans la cavité alvéolaire. Ces éléments libres se présentent le plus souvent sous forme de grosses cellules polyédriques, avec plusieurs prolongements effilés, contenant de un à trois noyaux ; mais toutes ne sont pas libres, d'autres sont restées au contact de la paroi; elles peuvent se présenter en couches superposées, remplissant presque complètement l'alvéole, ou relevées, tenant seulement à la paroi par un pédicule et envoyant des prolongements, soit sur le bourgeon fibrineux central, soit sur un autre point de la paroi.

La fibrine n'est pas en égale abondance dans tous les alvéoles; il en est où elle forme de gros amas ; dans d'autres, elle existe à peine. Quand elle est abondante, elle forme un bourgeon qui tient généralement à la paroi par un de ses points ; ce bourgeon est recouvert à sa périphérie de grandes cellules endothéliales anastomosées par leurs prolongements, se continuant directement avec celles qui restent appliquées sur la trame alvéolaire ; ces cellules qui coiffent le bourgeon, sont allongées à leurs extrémités, renflées à leur centre où apparaissent un ou plusieurs noyaux ovoïdes, volumineux et clairs ; elles se recouvrent parfois les unes les autres par leurs bords, s'imbriquant comme les écailles d'un bulbe d'oignon. Le bourgeon présente alors une certaine ressemblance avec les globes épidermiques des cancers d'origine ectodermique (Cornil). Le bourgeon ne remplit généralement pas toute la cavité, il laisse un espace libre, en forme de couronne quand le pédicule n'est pas dans le plan de la coupe, en forme de croissant dans le cas contraire. Ce pédicule est formé de fibrine et de grosses cellules endothéliales qui forment le trait d'union entre les cellules de la paroi et celles qui tapissent le bloc fibrineux. Le bourgeon de fibrine contient dans son épaisseur des globules rouges et des leucocytes, ou seulement du pigment ; très fréquemment, on le voit passer d'un alvéole à un autre, se rétrécissant au niveau de l'orifice de passage. C'est là l'aspect au quatrième jour.

Les jours suivants, la forme du bourgeon ne varie pas, mais sa structure change complètement ; de grandes cellules le sillonnent et forment des néo-vaisseaux qui ne tardent pas à se mettre en rapport avec les capillaires de la paroi, quand ils n'en proviennent pas directement par bourgeonnement de l'endothélium vasculaire.

Puis vers le neuvième jour, la fibrine disparaît complètement ; elle est remplacée par un tissu conjonctif jeune. Le bourgeon fibrineux s'est transformé en un bouton cicatriciel recouvert d'endothélium ; si bien qu'au vingtième jour, quand il se présente des bourgeons conjonctifs intra-alvéolaires, les uns sont la terminaison d'un bourgeon fibrineux, les autres sont dus à la saillie de la paroi dans la cavité.

Ces bourgeons ne se montrent que dans les parties du poumon les plus irritées, dans celles qui sont immédiatement au contact de l'adhérence pleuro-pleurale. Dans les parties adjacentes enflammées, il y a seulement congestion, avec remplissage des alvéoles par des globules rouges, des leucocytes et des cellules endothéliales tuméfiées et desquamées.

Après avoir esquissé la succession des lésions étudiées jour par jour, il nous paraît utile de reprendre, dans une courte étude d'ensemble, chacun des principaux éléments qui jouent un rôle primordial dans la formation de l'adhérence, la fibrine, les cellules (endothéliales et connectives), les néo-vaisseaux, les globules sanguins.

§ 3. — **Étude de la fibrine.**

La fibrine joue un rôle important dans la formation de l'adhérence. L'aspect sous lequel elle se présente et son évolution ont été suffisamment indiqués pour que nous n'ayons que quelques mots à ajouter. Mais il nous reste à étudier son origine, son mode de fixation et son rôle.

Les fibrilles de fibrine, ténues, anastomosées, réticulées, se disposent en aréoles, ou en faisceaux lamellaires. Les interstices du réseau contiennent des grumeaux fibrineux et des éléments cellulaires. La thionine donne à la fibrine une *coloration* bleu verdâtre, le picro-carmin de Ranvier une teinte rouge marron typique, l'éosine en solution aqueuse légère un ton rosé jaune, fleur de pêcher. Weigert a indiqué une méthode spéciale de coloration, à la suite de laquelle la fibrine seule reste colorée en bleu intense ; on mélange dans un verre de montre une goutte d'huile d'aniline, de l'alcool absolu en quantité suffisante pour dissoudre l'huile, et quatre à cinq grammes d'une solution aqueuse saturée à chaud de violet de méthyle 5 B. La coupe, durcie préalablement à l'alcool et non au Müller, séjourne dans ce bain de trois à dix minutes ; elle est passée ensuite pendant deux à trois minutes dans une solution forte de Gram (solution d'iodure de potassium à 5 0/0 et iode métallique en excès). La décoloration se fait progressivement à l'aide d'un mélange de xylol (1 partie), d'huile d'aniline bien claire (2 parties), puis on lave au xylol et on monte dans le baume.

Grâce à ces colorations spéciales, à l'aspect hyalin, brillant des blocs fibrineux condensés, aux fibrilles délicates et réticulées de la fibrine fibrillaire, il est toujours facile de reconnaître la présence de cet élément.

L'évolution de la fibrine est très rapide; dès le quatrième jour, la coloration par la thionine n'est plus aussi franche, aussi uniforme. L'exsudat se morcelle, se fendille pour livrer passage aux cellules connectives; il se désagrège de plus en plus, s'effrite, se résorbe et au huitième jour il est remplacé par le tissu conjonctif; seuls persistent longtemps des blocs fibrineux dans les intervalles des travées néo-conjonctives.

Origine. — *La fibrine apparait* rapidement, aux premières heures du processus, dans l'inflammation de la plèvre par ligature. Elle provient de la sérosité normale de la séreuse accrue considérablement par l'irritation et de la sérosité du sang issue de capillaires rompus ou simplement dilatés (Cornil). Le plasma sanguin et la lymphe interstitielle fournissent les substances albuminoïdes précipitables et susceptibles de donner naissance à de la fibrine fibrillaire, par un mécanisme encore fort obscur.

Toute la fibrine provient-elle de cette origine ? Non, si l'on en croit Weigert; pour cet auteur une certaine partie résulte de la nécrose coagulante de cellules connectives et endothéliales et de leucocytes diapédésés; un certain nombre de ces divers éléments cellulaires sont frappés à mort brusquement par la poussée inflammatoire contemporaine des phénomènes exosmotiques : ils subissent la nécrose fibrineuse et contribuent pour leur part à la formation de l'exsudat fibrineux. Weigert signale, dans les exsudats fibrineux des membranes séreuses enflammées, des blocs hyalins, coagulés, secs et cassants, privés de noyaux, qui n'ont plus de forme déterminée et présentent tous les caractères histo-chimiques de la fibrine vasculaire ; il s'agit là, dit-il, de cadavres de cellules conjonctives (endothéliums ou cellules fixes) frappées de mort soudaine et fibrinifiées sur-le-champ.

Peut-être faut il attribuer cette origine aux blocs fibrineux persistants que nous avons rencontrés dans nos préparations du huitième au vingtième jour, au milieu de la cicatrice conjonctive. Ne seraient-ce pas quelques amas de cellules nouvelles qui auraient subi la nécrose fibrineuse dans le sein même des tissus d'organisation ; et si cette nouvelle fibrine persiste un certain temps au milieu de l'exsudat organisé, n'est-ce pas parce qu'elle est d'origine plus récente, ou d'une autre essence ? Toupet (118), dans un travail sur l'inflammation du péritoine, signale, après deux jours, « des amas granuleux qui semblent constitués par des cellules mortes dont le protoplasma s'est confondu ; la matière chromatique de ces cellules s'est diffusée et ne se présente plus sous forme d'amas ou sous forme de grains..... Ces amas se colorent fortement comme la fibrine ; ils se décolorent difficilement comme elle..... Nous nous sommes demandé s'il n'y avait pas à établir un rapport entre ces amas et la fibrine qui se produit toujours dans les inflammations, quelle que soit leur nature. Il est probable que la fibrine n'est, dans certains cas, qu'une transformation de la substance nucléaire frappée de mortification à un moment donné de son évolution (page 20) ».

En résumé, la fibrine provient certainement de la sérosité interstitielle et de la sérosité sanguine ; peut-être aussi, pour une certaine part, est-elle de provenance cellulaire par nécrose fibrineuse ?

Dès qu'elle s'est formée à la surface des plèvres, *la fibrine s'implante* sur la couche fibreuse sous-endothéliale et lui adhère intimement. Cette insertion se fait « par des séries d'arcades plus ou moins régulièrement espacées, et les attaches en sont perpendiculaires à la surface de la membrane conjonctive ; sur quelques points, les arcades ou colonnettes fibrineuses ne sont séparées les unes des autres que par l'épaisseur d'une ou deux grosses cellules endothéliales, reconnaissables à leur forme anguleuse ou vaguement arrondie, à leur volume, à leur noyau pâle mesurant 8 à 10 μ, grossièrement nucléolé (Letulle, 67) ».

Rôle. — *Le rôle* de la fibrine paraît multiple et fort important. Dès la production du traumatisme et le rapprochement des deux surfaces pleurales, l'exsudat se produit, comblant tous les vides et les interstices, nivelant les surfaces et jouant peut-être un certain rôle dans l'hémostase. Après vingt-quatre heures, les filaments fibrineux implantés sur chaque trame immobilisent les parties auxquelles ils adhèrent de plus en plus intimement, et constituent une cicatrice provisoire très délicate, qui n'en va pas moins être un canevas très utile pour l'édification de la cicatrice définitive. En effet, dans les jours qui suivent, la fibrine joue un rôle de conduction de premier ordre et sert de matière nutritive aux éléments cellulaires. L'exsudat constitue la matrice dans laquelle poussent et s'anastomosent les cellules de nouvelle formation et les vaisseaux ; les prolongements cellulaires courent le long des filaments fibrineux qui leur servent de fil conducteur et de soutien. « Non seulement la fibrine semble servir de support passif aux hypertrophies irritatives des cellules endothéliales desquamées, mais elle paraît même guider leurs expansions restauratrices produites aux dépens du protoplasma (Letulle). » Dès qu'elle se fissure, les cellules suivent les parois et constituent des vaisseaux déjà visibles au troisième jour. La fibrine joue ce même rôle de matrice dans les cicatrices de la peau et du tissu conjonctif sous-cutané qui constituent les réunions chirurgicales par première intention (Ranvier), dans les cicatrices du poumon et du foie (Cornil). Toujours la poussée et les anastomoses des cellules, la genèse des vaisseaux, ont lieu dans une gangue fibrineuse.

Ce rôle de conduction et de soutien n'est pas le seul : dès que les cellules ont formé un réseau déjà résistant (4e jour), la fibrine disparaît rapidement et il paraît bien qu'elle joue un rôle nutritif important. « Il est certain que le nouveau tissu s'accroît et se développe dans la fibrine et à ses dépens, et que les cellules s'en nourrissent : la fibrine est un aliment destiné à l'organisation du tissu conjonctif qui prendra la place de l'exsudat fibrino-cellulaire pour constituer une cicatrice définitive (Cornil, 32). »

Enfin, d'après Ranvier (96 et 99) la fibrine intervient activement dans la formation de fibres spéciales aux cicatrices qu'il désigne sous le nom de fibres synaptiques (συνάπτω, je réunis) : « Ces fibres naissent du conflit des filaments de fibrine et des prolongements protoplasmiques des cellules, et elles ont la propriété singulière de revenir sur elles-mêmes, c'est-à-dire de se rétracter, ce sont des fibres synaptiques. » Les fibres synaptiques s'insèrent soit sur les faisceaux conjonctifs qui ont été sectionnés, soit sur les prolongements des cellules conjonctives. Dans le grand épiploon des rongeurs traité par le nitrate d'argent, des fibres synaptiques insérées sur des cellules, peuvent en se rétractant, entraîner ces cellules, les étirer d'abord, puis les détacher et les transporter plus ou moins loin de leur siège primitif. « Je pense que beaucoup des cellules que l'on voit ultérieurement dans les cicatrices y ont été apportées par ce mécanisme singulier ; je parle seulement des premières cellules conjonctives qui s'y trouvent, parce qu'ensuite elles se multiplient, et en forment alors de nouvelles (Ranvier). »

M. Ranvier conclut : « En résumé, trois éléments organiques semblent coucourir à la formation des fibres synaptiques : la fibrine, les cellules conjonctives ou endothéliates et les cellules lymphatiques. Ainsi la fibrine, dont jusqu'à présent on ne pouvait pas saisir le rôle physiologique, serait un des facteurs importants de l'édification des tissus et surtout de leur régénération. »

§ 4. — Étude des cellules endothéliales et conjonctives.

Nous décrirons dans un même paragraphe les modifications diverses que présentent au cours de la formation de l'adhérence pleurale, après ligature costo-pulmonaire, et les cellules endothéliales et les cellules conjonctives. Ces deux ordres de cellules identiques dans leur nature, réagissent simultanément et avec des lésions tellement comparables qu'il est impossible de faire la part de ce qui revient aux unes et aux autres. Dès les premiers stades de l'inflammation, toute barrière entre la trame et l'endothélium est rompue, les éléments cellulaires se mêlent et entrent ensemble dans l'exsudat fibrineux : il n'y a plus dès lors que des cellules connectives, que leur point de départ soit l'endothélium, ou la trame conjonctive sous-endothéliale.

Dans toutes les expériences sur lesquelles s'appuie ce travail, le rôle essentiel a été rempli par les cellules connectives. La place que tiennent dans le processus, la fibrine, les globules blancs, les globules rouges, est certes importante, mais elle doit être mise tout à fait sur un second plan, si l'on compare le rôle de ces éléments à celui que jouent les cellules dont nous allons avoir à étudier successivement l'hypertrophie, la multiplication, la motilité, la propriété vaso-formative, la vacuolisation et l'évolution. La suite des phénomènes se reproduit fatalement dans une série constante, toujours la même dans le même temps, pour aboutir à une adhérence cicatricielle.

L'inflammation amenée par le fil, qui cependant n'irrite directement qu'un bien petit nombre de cellules, porte sur tout un ensemble cellulaire, parce que dans le tissu endothélial et sous-endothélial les cellules sont toutes unies comme dans une colonie et chaque élément est solidaire de ses voisins et de tout le tissu de la région enflammée. Les fins prolongements protoplasmiques, qui constituent les anastomoses entre cellules, sont à l'état normal presque invisibles, mais ils s'accentuent et deviennent plus nets aussitôt que le tissu est irrité.

Hypertrophie. — Le premier acte de la réaction cellulaire consiste dans l'*hypertrophie*, après rupture de la cuticule endothéliale. L'accroissement porte sur le protoplasma et sur le noyau et provient d'une nutrition exagérée. Cette nutrition morbide consiste dans l'absorption par les cellules des substances nutritives qui se trouvent à leur portée ; ce n'est pas un gonflement passif des éléments par l'entrée simple, endosmotique de ces matériaux ; c'est une élaboration, une digestion particulière par les cellules, un choix des substances nutritives qu'elles s'assimilent. Leur nutrition est complexe comme la nature des substances chimiques qui les constituent. L'hypertrophie du protoplasma détermine un changement de forme de la cellule, qui apparaît très rapidement. Vingt-quatre heures après le début de l'irritation, l'endothélium est tuméfié ; les cellules ont doublé, triplé de volume, peuvent acquérir des dimensions colossales, si bien que de 12 à 15 μ, que présente une cellule à l'état normal, elle peut atteindre avec ses longs prolongements les dimensions de 1/2 à deux dixièmes de millimètre ; c'est une longueur dix fois plus grande que normalement. En raison de cette hypertrophie considérable, les éléments ne peuvent plus conserver leur forme aplatie, ils se relèvent, se pédiculisent et entrent dans l'exsudat ; les cellules conjonctives sous-jacentes subissent les mêmes modifications. Les cellules présentent alors un aspect fusiforme, elles sont allongées et se terminent par de longues pointes protoplasmiques ; quelquefois elles ont une forme triangulaire. Le noyau participe à cet accroissement de volume : dès le premier jour, il s'hypertrophie, et dès la fin du second jour, il entre en multiplication.

Multiplication nucléaire. — *La multiplication nucléaire*, très apparente dès le troisième jour, se fait soit par division directe, soit par division indirecte ou karyokinèse.

Le processus de la division directe nous est apparu plus précoce et de beaucoup le plus fréquent ; au quatrième et au cinquième jour se montrent quelques figures karyokinétiques, mais elles sont toujours rares, très clairsemées. La division directe du noyau se fait souvent beaucoup plus vite que celle du protoplasma et un très grand nombre de cellules présentent deux, trois, quatre noyaux bourgeonnants ou nettement séparés les uns des autres. Les cellules sont alors très volumineuses, très renflées, mais elles conservent leur forme allongée, leurs prolongements, un protoplasma abondant et ne ressemblent pas à ces cellules géantes que nous décrirons plus tard dans les inflammations par corps étrangers, cellules représentées par une masse protoplasmique bourrée de noyaux qui masquent tout le protoplasma et dont la forme est généralement globuleuse sans prolongements protoplasmiques.

Dans la grande majorité des cas, la division du protoplasma succède à celle du noyau et de nouveaux éléments entrent en jeu. La multiplication des cellules connectives se fait très vite et très tôt ; dès le quatrième jour, les cellules ont envahi tout l'exsudat : cette rapidité du processus n'a rien d'ailleurs de spécial à la plèvre, elle appartient à toutes les réparations du tissu conjonctif. La multiplication des éléments épithéliaux est généralement plus tardive : « lorsqu'une section divise à la fois un épithélium et un chorion conjonctif, l'épithélium pour combler la lacune existante, n'agit que relativement tard, alors que l'union des parties séparées et le remplacement de la perte de substance sont déjà effectués par le tissu conjonctif » (O. Israël).

Dans une communication à l'Académie des sciences, Ranvier (94 *bis*) insiste sur ce point que la multiplication cellulaire n'est pas le phénomène capital dans ces réunions cicatricielles et que souvent on la voit là où elle n'est pas : « l'hypertrophie, l'extension et le déplacement des cellules préexistantes suffisent à assurer la formation d'une cicatrice. Je ne veux pas dire qu'on ne puisse observer, dans les plaies, les phénomènes de la multiplication cellulaire, ce serait aller contre l'évidence même ;

je veux seulement soutenir que cette multiplication n'est point indispensable ou plutôt qu'elle n'a qu'une valeur secondaire... Il ne suffit pas d'observer deux ou un nombre plus considérable de noyaux dans des cellules, pour dire que ces cellules sont destinées à se multiplier. Je suis de l'avis de Flemming, et je pense avec cet auteur, sans cependant généraliser autant que lui, que les cellules à deux noyaux ne sont pas destinées nécessairement à la multiplication par division directe ».

Motilité. — Abordons maintenant l'étude d'une propriété particulière des cellules conjonctives irritées, *la motilité*. Au cours du processus adhérentiel, on assiste à ce phénomène remarquable que les cellules endothéliales trouvent, sous le fait de l'irritation, une propriété nouvelle, celle de devenir mobiles dans une certaine mesure, de circuler dans l'exsudat fibrineux, grâce à leurs prolongements : cette propriété nouvelle ne leur est pas exclusive, elle appartient aussi aux cellules conjonctives de la trame. On voit sur les coupes, aux deuxième et troisième jours du processus, que les cellules endothéliales devenues trop volumineuses pour recouvrir par leur face la paroi conjonctive qui leur sert de support, se recourbent en arc de cercle, ne tiennent plus à la paroi que par leurs extrémités qui se rapprochent de plus en plus, formant ainsi des espèces d'arches de pont. Puis brusquement une des pointes d'attache se rompt, la cellule se détend comme un arc, devient verticale, perpendiculaire à son plan d'implantation auquel elle n'adhère plus que par une de ses extrémités : cette modification portant à la fois sur toutes les cellules, elles représentent une sorte de palissade.

Abandonnant ensuite cette paroi, elles s'accolent aux filaments de fibrine de l'exsudat et s'accroissent en longueur. Elles présentent des pointes d'accroissement multiples, divergentes et parfois de dimensions colossales. Ces prolongements irradient dans tous les sens, vont à la rencontre de prolongements similaires émanés de cellules voisines et s'anastomosent avec eux ;

de sorte que très rapidement, en quatre jours, la plus grande partie de l'exsudat fibrineux se trouve parcourue par un réticulum cellulaire. « Cette migration des grandes cellules endothéliales qui entrent dans l'exsudat en s'y donnant la main, n'est-il pas un fait remarquable. La propriété que possèdent ces cellules de se déplacer n'est pas plus douteuse que leur faculté vaso-formative. On ajouterait qu'elles jouissent d'un instinct propre qui les fait s'anastomoser et devenir des vaisseaux, qu'on n'en serait nullement étonné » (Cornil).

Ainsi donc, sous l'influence de l'inflammation, les cellules endothéliales et les cellules conjonctives récupèrent une fonction embryogénique, la motilité. Les cellules endothéliales ont rompu leur enveloppe cuticulaire ; les cellules fixes n'ont pas d'enveloppe ; les unes et les autres peuvent ainsi facilement mettre en jeu, à un moment donné, la propriété amiboïde de leur protoplasma. Cette motilité appartient aussi bien aux cellules préexistantes qu'aux cellules filles issues des précédentes par division des noyaux.

A côté de la motilité, il y a lieu de signaler une autre propriété de ces grandes cellules, qui sont avec la fibrine, le premier stade du tissu de cicatrice. *Elles sont phagocytaires :* elles ont le pouvoir d'englober des corps étrangers ; sur toutes les préparations, on voit de ces cellules contenant dans leur protoplasma des débris de globules rouges et de globules blancs. Lorsque nous réalisâmes des lésions par introduction de corps étrangers dans la cavité pleurale, quelques morceaux d'éponge furent préalablement imbibés de liquide tenant en suspension des grains de matière colorante ; ces grains se retrouvèrent, nombreux, dans les grandes cellules anastomosées qui formaient le tissu inflammatoire. Ce pouvoir phagocytaire est un fait d'observation qui n'a d'ailleurs jamais été nié, mais comme certains auteurs refusent aux cellules conjonctives la propriété phagocytaire, ils en ont conclu que tous les éléments, qui englobent des particules étrangères dans les tissus enflammés, sont des leucocytes ; en d'autres termes, que cette phagocytose, indiscutable, est un argument de grande valeur en faveur de la transformation in situ des leucocytes en cellules fixes. Pour poser cette conclusion, il serait d'abord nécessaire d'établir d'une manière certaine que les cellules endothéliales et conjonctives ne peuvent à aucun moment devenir phagocytaires.

Le rôle des globules blancs et leurs relations avec les grandes cellules de l'exsudat fibrineux seront étudiés en détail dans un des paragraphes qui vont suivre.

La vaso-formation est un des attributs les plus importants des cellules que nous étudions en ce moment ; mais, en raison même de l'importance de ces néo-vaisseaux, il nous paraît préférable de faire de leur étude un paragraphe spécial qui viendra à la suite de l'étude des cellules et où il sera traité de la vascularisation dans son ensemble.

Les cellules connectives possèdent la propriété de former dans certaines circonstances *des cellules géantes*, le noyau se multipliant sans division du protoplasma : c'est un processus rare dans les inflammations par ligature, tandis qu'il est extraordinairement intense après introduction de corps étrangers dans la cavité pleurale ; les cellules géantes seront donc étudiées dans un chapitre ultérieur.

Vésiculation. — Nous avons décrit sous le nom *d'aspect vacuolaire*, aspect vésiculeux, une lésion bien spéciale des cellules endothéliales, siégeant en dehors de l'adhérence, aussi bien sur le feuillet viscéral que sur le feuillet costal. On voit, dès le quatrième jour, de grandes cellules globuleuses (voir fig. 1, pl. IV) supportées par un pédicule ; la partie centrale apparaît incolore, comme une cavité, une vacuole ; le protoplasma condensé, fortement coloré, est repoussé dans le pied et à la périphérie. La zone protoplasmique périphérique contient toujours un ou plusieurs noyaux bien vivants ; si quelquefois ils ne sont pas visibles, cela tient seulement à l'orientation de la coupe. Presque toujours, dans cette vésicule parfaitement régulière et arrondie, se montrent un ou plusieurs globules blancs polynucléaires, parfois parfaitement reconnaissables avec leurs noyaux et la zone protoplasmiques plus ou moins décolorée, ailleurs digérés et réduits à des granulations nucléaires ; ces grandes cellules doivent donc être considérées comme phagocytaires, comme des macrophages. Après un laps de temps variable, ces éléments vésiculeux diminuent de volume, se réappliquent sur la paroi et contribuent à la reconstitution de l'endothélium de la séreuse.

Trois points nous paraissent importants à préciser. Dans quelles conditions se montre cette vésiculation ? Quelle est la nature de ces vacuoles ? Quelle est la nature des éléments à l'intérieur desquels elles apparaissent ?

En nous appuyant sur nos expériences, il nous est facile de répondre à la première question. La vésiculation n'est nullement spéciale à l'inflammation pleurale par ligature : nous l'avons encore observée dans les inflammations septiques, dans les inflammations par brûlures et dans celles amenées par corps étrangers. Mais deux conditions étaient toujours remplies. L'aspect vacuolaire ne s'est jamais montré que sur des éléments libres, en rapport directement avec la cavité pleurale ou toute autre cavité. Dans les inflammations par ligatures, nous l'avons chaque fois rencontré en dehors de l'adhérence, là où les deux plèvres n'étaient pas unies, mais subissaient cependant l'influence irritative des fils. M. Cornil a bien signalé les cellules vésiculeuses au niveau même de l'adhérence, mais seulement sur ses bords libres, ou sur les tractus séparés par des espaces. Dans les inflammations avec épanchement, les cellules vacuolaires baignent dans le liquide. Et, deuxième condition, la vésiculation n'apparaît que là où l'irritation se fait sentir avec son minimum d'intensité. Dans l'inflammation par ligature, elle se montre en dehors de l'adhérence, aux limites mêmes des lésions pleurales,

Dans les brûlures, les cellules vacuolaires sont toujours fort éloignées du foyer nécrosé, elles en sont séparées par une région où les lésions irritatives sont intenses et en dehors d'elles la plèvre est saine. Après introduction de corps étrangers dans la cavité pleurale, mêmes constatations; en un point le corps étranger adhère à la plèvre : à ses confins une zone vivement irritée, plus en dehors l'aspect vacuolaire. — Il ressort donc de toutes nos pièces que la vacuolisation n'intéresse que des éléments libres, en rapport avec une cavité, et que d'autre part elle est toujours éloignée du point où a porté le corps irritant, son maximum est au voisinage des parties saines. Telles sont les conditions dans lesquelles elle se montre.

Quelle est la nature de cet état vacuolaire; quelle en est sa signification? Il est certain qu'il ne s'agit pas d'un type commun de dégénérescence comme la dégénérescence muqueuse ou colloïde : quelles que soient les substances colorantes que nous ayons employées, jamais la moindre coloration n'est apparue au niveau de ces vésicules. En raison de la présence pour ainsi dire constante de leucocytes à l'intérieur de ces zones incolores, faut-il songer à ces vacuoles digestives que l'on voit se former dans les globules blancs autour des bactéries englobées ou encore dans le protoplasma des protozoaires et des myxomycètes en train de digérer leur nourriture.

M. Metchnikoff, qui a eu l'extrême obligeance d'examiner nos préparations, ne croit pas à ce processus : la vacuole est énorme, occupe presque toute la cellule et ne se limite pas à la zone qui entoure les corps étrangers englobés; d'autre part, il est un certain nombre d'éléments où on ne voit dans la zone incolore aucun leucocyte ou débris cellulaire.

Il nous semble absolument logique d'attribuer ces vésicules à un état hydropique de la cellule, à son infiltration par du liquide; sous l'influence de l'inflammation, la sérosité interstitielle est augmentée, les éléments baignent dans ce liquide et subissent une imbibition qui donne au protoplasma cet aspect vésiculeux. Il s'agirait alors d'éléments analogues à ceux que Ranvier (90 *bis*) a décrits dans la sérosité péritonéale du chat, du lapin et du rat. « On trouve des éléments cellulaires bien singuliers, dont les dimensions sont relativement considérables, 20 μ, 30 μ, 50 μ, 100 μ, et même davantage. Ils sont sphériques ou ovoïdes, lisses ou bosselés. Dans un grand nombre d'entre eux se montrent des vésicules isolées ou confluentes, remplies par un liquide séreux. Ils ne sont pas amiboïdes. On n'y voit pas de noyaux à l'état vivant; mais l'emploi méthodique des matières colorantes, du picro-carminate d'ammoniaque en particulier, en fait apparaître un grand nombre. Ce sont des grandes cellules, à noyaux multiples, et physaliphores. » Quant à ces nombreux leucocytes que l'on voit pénétrer dans la vésicule, arrivent-ils activement pour résorber le contenu vacuolaire, ou au contraire, se présentent-ils passivement attirés et englobés par le pouvoir phagocytaire de la cellule ? Peut-être faut-il se rallier plutôt à cette dernière hypothèse, en raison du très grand nombre de leucocytes que l'on rencontre complètement désintégrés, dans l'intérieur même de la vacuole ; la propriété phagocytaire de ces cellules n'a d'ailleurs rien d'illogique, puisque ce sont des cellules endothéliales et que, dans toutes nos pièces, nous voyons ces cellules absorber globules rouges, globules blancs et grains de matière colorante.

Quelle est la nature des éléments à l'intérieur desquels apparaissent les vésicules? Il y a toute raison de croire que ce sont des cellules endothéliales ; les vacuoles se montrent dans des régions où la plèvre, très légèrement irritée, présente une trame simplement congestionnée, infiltrée de quelques leucocytes, recouverte d'une seule couche de cellules ; c'est l'endothélium normal, mais tuméfié et devenu cylindrique ; toutes ses cellules sont tassées les unes contre les autres, les unes sont vésiculeuses, les autres se présentent comme toute cellule endothéliale tuméfiée, avec un ou plusieurs noyaux clairs, ovoïdes, nucléolés et un protoplasma granuleux.

Que deviennent tous ces éléments cellulaires dont nous venons d'étudier les diverses propriétés et manifestations. Quel est leur *avenir ?*

Lorsque le processus irritatif est à son minimum, et c'est le fait pour les zones qui avoisinent l'adhérence, la lésion se borne à une congestion sanguine, à une hypertrophie du protoplasma suivie de néoformation cellulaire et à la présence de leucocytes en petite quantité : elle se terminera par le retour des cellules à l'état normal et la disparition des leucocytes.

Là où l'inflammation a une intensité plus grande, au niveau des fils et de l'adhérence, il se fait d'abord une exsudation de fibrine, puis, après une période d'hypertrophie et de néoformation cellulaire, les cellules s'anastomosent et forment des vaisseaux. Le tissu conjonctif nouveau, ainsi formé par les anastomoses des cellules et par les vaisseaux, présente des fibres de tissu conjonctif vers le huitième jour et l'inflammation se termine par une formation nouvelle de tissu semblable à celui où elle a pris naissance, c'est-à-dire par une adhérence conjonctive.

Tel est l'ensemble des réactions que présentent ces cellules endothéliales et du tissu conjonctif. Leur rôle est absolument primordial dans ces inflammations adhésives, aseptiques. « On les voit s'hypertrophier et pousser dans la fibrine de longs prolongements par lesquels elles se cherchent, se rencontrent et s'anastomosent de façon à relier les deux surfaces de la plèvre. Ces cellules s'unissent et marchent de concert pour former des parois vasculaires. Il semble qu'elles jouissent d'un instinct ou d'une intelligence spéciale qui les pousse, les fait se mouvoir, se déplacer, s'unir suivant des procédés toujours identiques, dans le même temps, et que l'on peut formuler comme des lois. A quelle affinité, à quelle attraction obéissent-elles pour se grouper en colonies nouvelles dans ces cicatrices ? Les données de la physique et de la chimie ne nous en rendent qu'insuffisamment compte jusqu'ici. » (Cornil, 34.)

Nous avons eu déjà l'occasion de dire, que toutes ces considérations sur les cellules, qui découlent de l'étude de l'inflammation pleurale, comme celles qui concernent la fibrine, les néo-vaisseaux, les leucocytes, n'appartiennent pas exclusivement à la plèvre. Elles sont beaucoup plus générales, et partant plus importantes : elles appartiennent également à l'histoire des inflammations du péritoine, du péricarde, des vaisseaux, des séreuses articulaires et du tissu conjonctif en général.

§ 5. — Étude des néo-vaisseaux.

Aspect. — Nous avons décrit déjà l'aspect que présentent les néo-vaisseaux dans l'adhérence pleurale. Coupés en long ou en travers, ils apparaissent à trois jours et demi et quatre jours, avec une lumière très étroite. Aux sixième et septième jours, lorsque le processus est dans toute son intensité, ces vaisseaux sont très larges, distendus et se montrent sous la forme de larges coulées de globules rouges mêlés à quelques blancs. Cet énorme apport de matériaux nutritifs coïncide précisément avec le stade, où les phénomènes de multiplication cellulaire et d'édification du nouveau tissu sont au maximum. A cette période où la distension des vaisseaux est considérable, la paroi est très fragile, et fréquemment se produisent des ruptures qui inondent de globules rouges tout le nouveau tissu. Cet épanchement ne gêne en rien l'évolution des cellules ; les conditions se trouvent les mêmes que lors de l'organisation d'un caillot sanguin. Au neuvième jour, quand apparaissent les premières fibrilles conjonctives, les vaisseaux entrent en régression ; un assez grand nombre disparaissent, les autres reviennent sur eux-mêmes et ne constituent plus que des fins capillaires.

Au début, ces néo-vaisseaux sont limités par des cellules identiques à celles qui remplissent l'exsudat fibrineux : elles ne sont pas comparables aux cellules endothéliales des vaisseaux adultes ; elles sont très volumineuses, très longues, contenant le plus souvent plusieurs noyaux, envoient dans tous les sens de nombreux prolongements qui s'unissent, les uns avec des cellules sus et sous-jacentes pour limiter la cavité, les autres avec des cellules voisines. Tous les éléments cellulaires, qu'ils limitent les vaisseaux, ou qu'ils forment seulement un lacis serré dans la fibrine, sont de même apparence et de même origine. Tous représentent, soit les cellules endothéliales pleurales primitives, mobilisées du fait de l'inflammation, soit les cellules filles de ces éléments endothéliaux, soit les cellules fixes de la trame conjonctive ou leurs dérivés.

Mécanisme de la formation. — Si l'on essaie de préciser le mécanisme de la formation de tout ce réseau capillaire, on constate bien vite qu'il se forme suivant plusieurs types qui évoluent parallèlement. Un certain nombre de canaux apparaissent d'emblée dans la cicatrice fibrino-cellulaire, sans aucune relation avec les vaisseaux préexistants. Dans les fissures qui séparent les blocs de fibrine ou au milieu même des fibrilles de l'exsudat, on voit des cellules se disposer sur deux rangées parallèles ; par leur face opposée, elles sont adossées à la fibrine et envoient dans son réseau de nombreux prolongements protoplasmiques : « Les cellules ainsi disposées ne tardent pas s'excaver en regard les unes des autres comme des tuiles creuses et se réunissent par leurs bords pour former un canal. » (Cornil, 29.)

Ainsi se forme dans l'intimité même de la jeune adhérence, grâce à une sorte d'instinct des cellules (Cornil), un tronçon de vaisseau dans lequel n'existe aucune circulation ; ses extrémités se terminent en pointes effilées, les cellules bordantes unissant leurs prolongements (voir pl. III) ; la cavité du vaisseau est vide ou contient quelques filaments fibrineux, quelquefois quelques leucocytes ou quelques globules rouges. « Ces hématies, adhérentes les unes aux autres, atrophiées, déformées, d'un volume moindre que les globules rouges vivants, doivent être regardées comme des éléments diapédésés, qui se trouvaient dans les fentes fibrineuses, lors de la progression des cellules endothéliales et conjonctives. » (Cornil.) En effet, dans les points voisins, on retrouve ces mêmes globules sanguins dans des fissures fibrineuses, et en dehors de tout capillaire. Le vaisseau formé, la circulation ne tarde pas à s'y établir ; le capillaire se développant de plus en plus ira se greffer sur un vaisseau préexistant, ou rencontrera une émanation de ce vaisseau.

Les cellules endothéliales et conjonctives qui sillonnent l'exsudat ne sont pas seules à jouer un rôle important dans la vasoformation. L'endothélium des vaisseaux préexistants entre également en jeu. Sous l'influence de l'inflammation surviennent les mêmes phénomènes que lors du développement des capillaires sanguins chez l'embryon. Dans l'endothélium vasculaire se réveille une force proliférative demeurée, sinon latente, du moins inappréciable, depuis son complet développement. Cet endothélium pousse à l'extérieur du vaisseau des pointes protoplasmiques effilées, d'abord pleines, mais qui se creusent progressivement sous la poussée de la colonne sanguine ; ces pointes entrant dans l'exsudat, ou bien se mettent en rapport avec les pointes terminales des vaisseaux formés suivant le type précédent, ou bien elles rencontrent d'autres pointes protoplasmiques venues comme elles des parois vasculaires voisines, se soudent entre elles et forment des anses qui irriguent le nouveau tissu. Nous aurons à revenir sur ce mécanisme qui est très fréquent dans la pleurésie humaine métapneumonique.

On peut voir également, partant de la paroi d'un vaisseau préexistant des trames, une double file de cellules reliées les unes aux autres, qui s'enfonce dans le tissu d'adhérence ; tout au début, la cavité est presque nulle ; puis apparaissent quelques globules blancs qui semblent frayer le chemin ; enfin la circulation s'établit tout à fait.

M. Cornil a pu constater, dans certaines préparations, un troisième mode d'origine au niveau des vaisseaux anciens. Ce ne sont plus des bourgeons protoplasmiques sans noyaux, ce ne sont plus des cellules progressant côte à côte et parallèlement, mais apparaît un boyau cellulaire partant d'un vaisseau préexistant et constitué par une seule file de cellules ; les éléments sont reliés par des prolongements parfois très longs, pleins et assez gros ; ils constituent un cordon, plein d'abord, qui se creuse bientôt pour laisser passer les globules rouges (Cornil, 29). Ce mode de formation a été constaté et décrit depuis fort longtemps ; dans l'anatomie pathologique de Rindfleisch (édition de 1873), on trouve une figure montrant cette vaso-formation par le mode du boyau plein partant d'un vaisseau ; la pièce d'où le dessin fut tiré provenait d'une adhérence dans une pleurésie de cinq jours déterminée par une injection iodée.

Si les néo-vaisseaux sont extrêmement abondants dans le jeune tissu inflammatoire, on voit par ce qui précède que leurs modes de formation ne sont pas moins riches.

Nulle part, dans nos préparations, nous n'avons rencontré de cellules vaso-formatives telles que les a décrites Ranvier : « c'est-à-dire des éléments se présentant sous forme de corps cylindriques rectilignes ou incurvés, doués d'une réfringence plus grande encore que celle des cellules lymphatiques groupées en amas concentriques autour d'eux ; chacune de ces masses cellulaires, munie de pointes protoplasmiques des plus variables comme forme, étendue ou direction, contient un certain nombre de noyaux peu visibles ; elle se creuse et sans présenter encore aucune connexion avec les vaisseaux sanguins, elle donne naissance à ses propres dépens, par sécrétion endogène, à des globules rouges qui pénètreront plus tard dans la grande circulation ».

Ainsi donc, dans l'adhérence pleurale, les néo-vaisseaux nous ont paru se former de différentes façons. Les uns sont dus au bourgeonnement de l'endothélium des vaisseaux préexistants. Les autres apparaissent dans l'intimité même du tissu de nouvelle formation, formés de toutes pièces par les cellules qui constituent ce tissu ; la circulation s'y produit seulement lorsque ces capillaires se sont greffés sur les vaisseaux anciens ou se sont unis à leurs bourgeonnements ; la preuve expérimentale que ces néo-vaisseaux, à leur formation, sont indépendants de la circulation générale, est facile à faire : elle consiste à injecter par les vaisseaux du poumon un liquide coloré et à observer si ce liquide passe dans les capillaires de nouvelle formation ; personnellement nous n'avons pas fait d'injections, mais nous sommes en droit de nous appuyer sur l'expérimentation de M. Hipp. Martin, dont nous rappellerons les expériences dans une autre partie de ce travail ; l'auteur put constater qu'une injection de bleu de Prusse poussée par le poumon, ne pénétrait que dans un petit nombre de néo-vaisseaux.

§ 6. — Étude des globules sanguins.

Lorsque l'on examine toute une série de préparations d'inflammations aseptiques par ligature, des premiers jours à l'organisation complète des adhérences, on est frappé du rôle secondaire que paraissent jouer les éléments cellulaires du sang, globules rouges et globules blancs. Les globules blancs sont toujours peu abondants dans l'adhérence. On trouve les différents types décrits : les lymphocytes, avec un petit noyau qui prend les colorants d'une manière intense et forme presque toute la cellule, tant la zone de protoplasma est mince ; les gros mononucléaires, les polynucléaires qui sont toujours la variété la plus abondante. Les globules rouges sont extrêmement variables comme quantité ; sur quelques points où ils sont très nombreux, leur sortie s'est effectuée par la béance d'un vaisseau rompu, mais sur la plus grande étendue des préparations, ils sont très clairsemés, plus rares que les leucocytes ; ils sortent des vaisseaux par diapédèse passive, en suivant le trajet creusé dans la paroi par les globules blancs sortis par migration active (Cornil et Ranvier).

Dès le troisième et le quatrième jour, tous ces éléments entrent en régression : les globules rouges s'altèrent, se déforment, se désintègrent, ne laissant que du pigment. Les globules blancs, à part ceux qui entourent les fils et qui se conservent bien colorés pendant un temps assez long, subissent une évolution analogue : leur protoplasma ne se colore plus, ou si faiblement qu'il se marque seulement par une zone blanche auréolaire, entourant le noyau ; à ce premier stade, le protoplasma perd donc sa chromatine ; puis il disparaît complètement, il est comme dissous et les noyaux sont mis en liberté. Ces noyaux libres sont isolés ou groupés par deux ou trois, comme on les voit dans les cellules encore entières ; à un stade encore plus avancé, les noyaux eux-mêmes se désintègrent, ils se fusionnent, puis se fragmentent et, de la cellule, il ne reste qu'un bloc de granulations colorées. On retrouve dans les figures qui terminent ce travail, des spécimens de ces différentes étapes. Une partie de ces débris comme ceux qui proviennent des éléments nécrosés du fait du traumatisme, sont emportés dans la circulation par d'autres leucocytes qui jouent le rôle de balayeurs.

Ce ne sont là, dit M. Ranvier, que des phénomènes physiologiques, mais d'une intensité exagérée. Au sein de l'organisme vivant et en pleine santé, il se détruit des cellules lymphatiques et leurs noyaux sont mis en liberté ; si ce phénomène se voit plus aisément dans les tissus enflammés, c'est sans doute que la vie y étant plus intense et plus rapide, toute évolution y est mieux marquée.

Il apparaît donc que dans ces inflammations aseptiques, les globules sanguins et la fibrine ont, comme *rôle principal*, une fonction nutritive. Les globules blancs jouent un rôle actif en abandonnant aux tissus, avec lesquels ils sont en contact, les substances alimentaires accoutumées (glycogène, peptones, graisse, etc.). Cet apport est plus considérable qu'à l'habitude en raison de l'hyperactivité et de l'hypernutrition cellulaire. Cette tâche remplie, un certain nombre rentrent dans la circulation, mais d'autres se désintègrent et fournissent aux cellules plasmatiques leur propre substance comme matériaux de nutrition. De plus, pour Ranvier, un très grand nombre de globules blancs, sortis des vaisseaux par diapédèse, se transforment *in situ* en clasmatocytes et sous cette forme nouvelle fournissent par clasmatose, c'est-à-dire par effritement de leur protoplasma, des matières nutritives aux tissus dans lesquels ils se trouvent. Nous étudierons ces clasmatocytes ultérieurement d'une manière détaillée, à propos de l'origine des globules du pus.

Ce rôle nutritif, pour important qu'il soit, n'en est pas moins secondaire dans l'édification des tissus. C'est le seul que M. Cornil reconnaisse aux globules blancs dans les inflammations aseptiques, comme on peut s'en convaincre par la lecture de ses diverses publications sur l'inflammation. M. Ranvier (95) soutient cette même opinion. « Les globules blancs appartiennent au système vasculaire, et comme tels, doivent concourir à la nutrition des organes... Les leucocytes en cheminant dans les tissus enflammés, peuvent leur abandonner une partie des substances qu'ils renferment, notamment leur cyto-chromatine ; il arrive même que leur protoplasma tout entier se dissout et que les matériaux dont il est formé se répandent dans le plasma nutritif au sein duquel vivent les autres éléments. »

De la transformation des globules blancs en cellules fixes. — Est-ce à dire que les globules blancs dans ces inflammations adhésives n'ont pas d'autre rôle ? Ne peuvent-ils pas concourir plus directement à l'édification du nouveau tissu ? Nous touchons à l'un des points les plus discutés du processus inflammatoire et cette question a suscité un nombre considérable de travaux. Les leucocytes peuvent-ils se transformer *in situ* en cellules fixes et concourir avec les cellules endothéliales et les jeunes cellules connectives à l'édification du tissu conjonctivo-vasculaire ? Toutes ces grandes cellules à prolongements anastomosés, à noyaux clairs et ovoïdes que l'on trouve dans l'exsudat fibrineux et d'où naissent, par un mécanisme qui n'est pas encore élucidé (1),

(1) Dans une communication récente à l'Académie des sciences, M. Zachariadès (132) a communiqué le résultat de ses recherches sur le développement de la fibrille

les éléments du tissu conjonctif adulte, ne proviennent-elles pas, pour une partie tout au moins, des globules blancs diapédésés ? Arnold et Metchnikoff répondent par l'affirmative ; pour eux les leucocytes peuvent se transformer *in situ* en cellules fixes, c'est-à-dire en cellules connectives (fibroblastes de Ziegler). — Au contraire Ziegler, Grawitz, et la presque totalité des expérimentateurs, condamnent absolument les globules blancs à l'impuissance et ne leur accordent aucune part active dans la néoformation des tissus.

Pour Metchnikoff, dans ces inflammations aseptiques, les leucocytes polynucléaires disparaissent très rapidement : ou ils rentrent dans la circulation, ou ils sont détruits dans les tissus. Mais les gros leucocytes mononucléaires restent dans le tissu de granulation, subissent des transformations progressives et deviennent cellules fixes du tissu conjonctif. Si, d'une manière générale, il est assez facile de distinguer sur les coupes une cellule endothéliale ou conjonctive d'un globule blanc commun (lymphocyte ou leucocyte polynucléaire), parce que l'une a le plus souvent une forme anguleuse, étoilée, ou fusiforme, de longs prolongements ténus, un protoplasma considérable, un noyau pâle, ovoïde, présentant un ou plusieurs nucléoles, mesurant 8 à 10 μ et souvent en division, l'autre un volume bien plus restreint, une forme plutôt arrondie qu'elliptique, un noyau qui prend les colorants d'une manière intense, un protoplasma peu abondant ; tous ces caractères n'auront plus de valeur pour différencier

conjonctive. Cet auteur, étudiant le tissu conjonctif embryonnaire de la face postérieure du tendon du triceps de la grenouille, a pu constater les phénomènes suivants : de volumineuses cellules émettent des prolongements protoplasmiques en nombre prodigieux et de longueur extrême ; à une certaine distance de la cellule, ces prolongements se groupent, prennent une direction rectiligne, changent de réfringence, ne se colorent plus que par places ; si on les suit plus loin encore, on voit que les parties incolores augmentent d'étendue, tandis que les parties colorées, de plus en plus réduites, ne sont représentées que par de simples grains intercalés dans les filaments incolores et disparaissent. C'est ainsi que les prolongements protoplasmiques se transforment en fibrilles conjonctives. — Ces recherches constituent un argument de grande valeur en faveur de la théorie qui soutient que le faisceau conjonctif provient directement des cellules conjonctives.

les cellules connectives des gros leucocytes mononucléaires ; ceux-ci sont volumineux, le noyau devient clair et peut prendre toutes les variétés de forme, le protoplasma pousse des prolongements dans tous les sens ; la différenciation n'est plus possible, dit Metchnikoff, parce que la transformation s'est faite, le leucocyte mononucléaire est devenu cellule conjonctive spécialisée, cellule fixe. Il appuie cette affirmation sur l'observation de la nageoire lésée de têtards, poursuivie plusieurs semaines sur le vivant; il est facile de suivre, dit-il, toutes les transformations.

Arnold (1, 2, 3) soutient cette même opinion. L'organisation du tissu de cicatrice, dit-il, provient au moins en partie de l'intervention des leucocytes; mais il proteste à plusieurs reprises contre ceux qui lui font dire que ces leucocytes interviennent seuls. « Pour éviter tout malentendu, je dois faire ressortir que je suis loin de négliger ou de nier la division des éléments fixes des tissus dans la prolifération inflammatoire et en particulier dans la formation du tissu de granulation ; mais il faut admettre qu'un certain nombre des cellules de ce tissu peuvent être des cellules migratrices transformées. » Dans les expériences qui servirent de base à son opinion, il constata la pénétration dans des corps étrangers introduits dans la cavité péritonéale de la grenouille, de nombreuses cellules qui se transformèrent en cellules fixes, alors qu'un examen attentif ne faisait découvrir aucune modification dans le tissu conjonctif voisin.

Dans un travail paru en 1897, à Bruxelles, Querton (84) étudiant cette question, conclut également par l'affirmative. « Les cellules qui forment le tissu de granulation sont au moins en partie d'origine sanguine. » Il eut l'idée d'introduire des grains de carmin sous la peau d'un animal et de produire une inflammation expérimentale du péritoine par introduction de corps étrangers : il constata que les grandes cellules qui existaient dans ce tissu de cicatrice contenaient du carmin ; c'est bien la preuve, dit-il, que ces cellules qui forment le tissu cicatriciel proviennent, certaines au moins, du sang, que ce sont des leucocytes transformés en cellules fixes.

Mais tous les autres auteurs qui ont entrepris des recherches sur ce point refusent aux globules blancs la propriété de participer directement à la néoformation des tissus.

Un élève de Ziegler, Nikiforoff (79), en 1890, conclut de ses travaux que, sous l'influence de l'inflammation, les cellules fixes subissent une série de modifications, deviennent mobiles, se multiplient, deviennent phagocytaires et se transforment de nouveau en cellules conjonctives ; elles seules interviennent dans la formation du tissu cicatriciel et, comme leur origine est exclusivement conjonctive, il faut conclure que les éléments blancs n'interviennent pas directement dans la régénération.

A la suite de ce travail fait dans son laboratoire de Fribourg, Ziegler revint sur ses affirmations de 1875 et soutint, au congrès de Berlin de 1890, qu'il faut considérer le tissu de granulation comme formé uniquement par des cellules dérivées des cellules fixes du tissu conjonctif préexistant, et envisager les leucocytes comme des éléments nutritifs des cellules conjonctives.

Marchand et Grawitz s'associèrent à cette opinion, s'appuyant sur leurs propres observations.

Les travaux de Ballance et Edmunds (7), de Ballance et Sherrington (6), de Viering (120), de Schmidts (111), d'Eberth, de Manasse (69), de Barfurt (9), de Cornil, arrivent aux mêmes conclusions.

Certains auteurs, interprétant mal les travaux de M. Ranvier sur la transformation des globules blancs en clasmatocytes, ont écrit que cet histologiste admettait et avait démontré la transformation dans les tissus des leucocytes en cellules fixes du tissu conjonctif. Ranvier (94) a protesté lui-même contre cette assertion. « On m'a fait dire que les cellules lymphatiques sorties des vaisseaux pouvaient devenir des cellules fixes du tissu conjonctif. Ce ne fut jamais là ma pensée ..... Ceux qui, pour s'éclairer, répéteront mes expériences, arriveront sans difficulté à reconnaître qu'il y a, entre les cellules fixes du tissu conjonctif et les clasmatocytes issus des globules blancs, des différences de forme, de grandeur et de réaction tellement grandes, qu'ils abandonneront sans doute l'idée que les cellules lymphatiques en migration peuvent devenir des cellules conjonctives. »

A la suite de nos recherches, pouvons-nous conclure dans un sens ou dans l'autre ? Il nous paraît certain qu'une grande partie des énormes cellules anastomosées qui sillonnent l'exsudat fibrineux, formant au début l'adhérence pleuro-pleurale, proviennent de l'hypertrophie, de la mobilité et de la multiplication des cellules endothéliales et conjonctives préexistantes de la plèvre. L'examen méthodique de pièces de durée différente permet de suivre l'évolution de ces cellules et de saisir toutes les transformations qui séparent les cellules plates et minces, normales, des grosses cellules multinucléées de l'exsudat. Quant à dire s'il n'y a dans ce lacis de grandes cellules aucun leucocyte transformé, nous ne saurions nous prononcer. La confusion est d'une facilité extrême, comme en témoigne Metchnikoff lui-même. « Parmi les leucocytes qu'on désigne sous le nom de leucocytes mononucléaires, il y a des cellules avec un noyau rond ou ovale, mais parfois aussi un noyau en forme d'un rein ou d'une fève. Cette espèce de leucocytes a une grande ressemblance avec certains éléments du tissu conjonctif, ainsi qu'avec des cellules endothéliales. On est donc souvent embarrassé, surtout lorsqu'on trouve ces leucocytes mononucléaires en dehors des vaisseaux, pour les distinguer des autres espèces de cellules mentionnées. »

D'ailleurs notre travail n'a pas été suffisamment orienté vers ce but précis, pour que nous puissions formuler une conclusion ferme ; mais nous nous proposons, dans des recherches ultérieures, de répéter les expériences de Querton ; après avoir introduit du carmin finement pulvérisé et en suspension dans l'eau, dans le tissu sous-cutané ou la cavité péritonéale d'un chien, nous pratiquerons une ligature costo-pulmonaire : nous verrons par la suite si les grandes cellules qui courent dans la fibrine, s'anastomosant entre elles et formant des vaisseaux, contiennent dans leur intérieur des grains de carmin.

Nous avons signalé dans nos préparations la présence d'assez nombreuses cellules d'Ehrlich ; on les trouve principalement vers le dixième et le douzième jour, aussi bien dans le tissu conjonctif de l'adhérence que dans les trames pleurales ou les cloisons alvéolaires enflammées : elles se reconnaissent très bien à l'aspect rougeâtre que leur donne la thionine. Ces cellules sont volumineuses, gorgées de granulations qui ne se colorent bien que par les couleurs basiques d'aniline, d'où leur nom de cellules granuleuses, cellules basophiles ou Mastzellen ; elles contiennent un noyau qui, inversement, ne prend pas les couleurs basiques. La nature de ces cellules n'est pas encore nettement précisée ; Ehrlich les considère comme des éléments provenant des cellules fixes ; pour d'autres auteurs, ce ne sont que des leucocytes en voie de régression granuleuse.

Leur rôle est encore plus obscur ; Metchnikoff, qui les regarde comme des éléments du tissu conjonctif, à l'instar d'Ehrlich, donne l'opinion suivante : « Quelques particularités de la coloration de leurs granulations semblent indiquer que ces cellules jouent un rôle de purification des produits de l'inflammation. Peut-être les grains qui remplissent leur contenu ne sont-ils que les produits excrétés par d'autres cellules. »

En terminant ce chapitre, consacré à la description des réactions histologiques qui aboutissent à la formation d'une adhérence, après une ligature costo-pulmonaire aseptiquement faite, nous devons rappeler quelques expériences qui ont donné un résultat différent.

Dans la séance du 22 janvier 1897, MM. Quénu et Longuet (82-83) firent à la Société anatomique la communication suivante :

Nous avons l'honneur de présenter à la Société anatomique des pièces provenant de thorax de chiens chez lesquels nous avons, par un procédé un peu spécial, dont nous n'avons pas à parler ici, accolé les feuillets pariétaux et viscéraux de la plèvre au moyen d'une suture. Le point sur lequel nous désirons appeler l'attention, c'est qu'il nous a été impossible, en agissant ainsi, de créer la moindre adhérence. On peut voir que, même après 7 jours, après 10, 12 jours, il n'existe le long des fils aucun travail de symphyse, d'organisation et de travées adhésives, pas même de dépôts fibrineux. Trois des pièces que nous vous montrons sont identiques à ce point de vue. Par contre, en voici une quatrième, dans laquelle tous les fils sont complètement enfouis dans des adhérences, au point qu'il est impossible de les apercevoir. Or, dans ce fait, et contrairement aux précédents, il y a eu infection de la plaie; non pas qu'il s'agisse d'une pleurésie purulente, mais d'un simple abcès à l'une des commissures de la plaie cutanée que l'animal, en se léchant, a fini par contaminer secondairement. Toutes ces adhérences ont pris les fils comme travées directrices. Si maintenant nous rapprochons nos trois première pièces de sept autres que nous avons obtenues par le même procédé, si nous disons qu'il nous a été impossible, en nous basant sur un nombre important d'expériences, d'obtenir des adhérences avec les agents les plus énergiques, comme la teinture d'iode, le chlorure de zinc, la potasse caustique, le nitrate d'argent employé soit en crayons, soit en solutions concentrées, nous arrivons à cette déduction que (nos expériences ayant été menées avec une asepsie très minutieuse, pinces stérilisées à l'autoclave, lavage, brossage, savonnage, désinfection des téguments la veille de l'opération, puis immédiatement avant l'opération, etc.) la création d'adhérences suppose un processus d'infection, *infection atténuée* sans doute, mais nécessaire. A défaut d'infection, et cela pour la plèvre au moins, puisque nos recherches ne portent que sur cette séreuse, il ne nous paraît pas possible de déterminer d'adhérences.

Ces auteurs posèrent les mêmes conclusions dans une communication faite à la Société de chirurgie, le 9 décembre 1896.

Ces conclusions étaient en désaccord avec les résultats obtenus par M. Cornil dans les expériences qu'il fit avec MM. Chaput et Marie.

Avant d'entreprendre mes expériences personnelles, je priai mon collègue et ami, M. Longuet, de bien vouloir me faire connaître son manuel opératoire. Je suivis exactement la conduite qui me fut indiquée, tant au point de vue opératoire qu'au point de vue aseptique, et cependant j'obtins toujours une adhérence,

Quelles causes faut-il invoquer pour expliquer ces résultats différents ?

Sur les pièces mêmes qui furent présentées à la Société anatomique, MM. Cornil et Letulle purent faire remarquer au présentateur que les fils avaient été très peu serrés : un intervalle de 1 centimètre à peu près séparait les plèvres pariétales et viscérales. D'autre part, ces plèvres non accolées étaient le siège d'une inflammation très visible à l'œil nu, se traduisant par un aspect trouble de la séreuse et un léger exsudat blanchâtre, pelliculaire, tout à l'entour des fils.

L'examen histologique de ces pièces, que nous pûmes faire grâce à l'obligeance de MM. Quénu et Longuet, nous donna les résultats suivants : les plèvres pulmonaire et pariétale présentaient, dans les zones qui avoisinaient les fils, des lésions absolument identiques à celles que nous avons décrites sous le nom d'aspect vacuolaire de l'endothélium, lésions que nous avons pu noter d'une manière constante sur nos propres pièces, en dehors de l'adhérence, sur les surfaces pleurales qui n'étaient pas au contact.

Il nous parut que si ces expériences n'avaient pas abouti à la formation d'une adhérence limitée à l'anse du fil, la cause devait en être attribuée à ce que les fils étaient trop lâches : les deux plèvres, comme on pouvait le constater à l'examen macroscopique, n'étaient pas maintenues au contact l'une de l'autre ; elles pouvaient continuer leurs mouvements de glissement sous l'influence de l'acte respiratoire ; dès lors, le processus histologique ne pouvait pas aboutir à une inflammation adhésive ; le très léger exsudat fibrineux qui se produit au niveau des fils, tiraillé par des mouvements sans cesse répétés, ne pouvait former le canevas nécessaire à la prolifération des cellules. Mais les conditions propres au développement de l'état vacuolaire des cellules endothéliales étaient remplies : irritation légère, endothélium libre en rapport avec la cavité ; aussi, les seules modifications constatées furent l'hypertrophie et la vacuolisation de l'endothélium dans une mince bande fibrineuse.

Ce petit point de technique, le serrage du fil, nous paraît jouer un rôle très important dans le processus adhérentiel. Nous en avons déjà donné les raisons au début de ce chapitre : le fil trop serré a comme inconvénient de couper le poumon, d'où absence de fixation, ou de couper la peau, d'où infection fréquente ; s'il est trop lâche, il ne maintient pas les deux surfaces pleurales au contact et la lésion histologique n'est plus une inflammation adhésive, mais un simple état vésiculeux de l'endothélium.

Nous devons reconnaître que nous avons employé pour nos ligatures des fils qui avaient séjourné une demi-heure dans du sublimé bouillant à 1/1000, contrairement à MM. Quénu et Longuet, dont les soies étaient seulement aseptisées, sans avoir été mises au contact de substances antiseptiques. Y a-t-il là une condition suffisante pour expliquer la dissemblance des résultats ? Nous ne saurions le dire, mais le fait semble avoir une certaine importance, d'après des recherches récentes de MM. Duplay et Lamy (38). Ces auteurs, en réalisant aseptiquement des ligatures de vaisseaux, ont noté qu'après l'emploi de fils simplement aseptiques, survenaient un caillot et une organisation limités ; au contraire, il se produisait un caillot volumineux, après usage de soies sortant du sublimé bouillant au millième.

« Nous avons la conviction qu'il faut tenir compte d'un élément susceptible de favoriser la coagulation : nous voulons parler de l'usage des antiseptiques : ceux-ci comme les toxines agissent sans doute à titre d'irritants chimiques sur la paroi. S'ils imprègnent le fil, ils pénètrent dans l'intimité des tuniques ; et l'on conçoit sans peine, en songeant à la fragilité de l'endothélium, que celui-ci s'altère dans ces conditions et qu'il en résulte une endartérite, point de départ du caillot sanguin. C'est ainsi que nous avons constaté la production de caillots volumineux après ligature à l'aide d'un fil de soie plongé pendant quelques minutes dans une solution de sublimé à 1/1000 bouillante. » (Duplay et Lamy.)

CHAPITRE III

L'inflammation pleurale par les agents physiques et chimiques. (Thermocautère, nitrate d'argent.)

Nous avons réalisé chez le chien des inflammations pleurales expérimentales par le thermocautère et par le nitrate d'argent. Notre règle de conduite a été la même que dans les inflammations par ligature. Des animaux ont été sacrifiés successivement à chaque stade du processus. Les pièces ont été fixées et colorées par des procédés identiques.

Quelle que soit la cause de l'inflammation de la plèvre, lorsque l'infection n'intervient pas, une grande partie des réactions histologiques se retrouvent les mêmes dans tous les cas. Là, comme précédemment, l'exsudation fibrineuse est un phénomène précoce, les cellules endothéliales et conjonctives récupèrent une activité embryonnaire, s'anastomosant et formant des vaisseaux. Ces réactions ont été décrites en détail dans le chapitre précédent ; nous n'aurons qu'à les signaler lorsqu'elles se présenteront et à passer outre ; dans ce chapitre et les suivants, nous nous arrêterons seulement sur les particularités propres à chaque type, renvoyant, pour les phénomènes communs à tous les modes d'expérimentation, au chapitre II.

A. — L'inflammation par le thermocautère.

(*Inflammation exsudative sans liquide.*)

La technique est des plus simples ; la toilette de la peau soigneusement faite et la zone opératoire aseptisée aussi complètement que possible, on peut, sans l'intervention du bistouri, traverser avec la pointe du thermocautère tous les plans de l'espace intercostal jusqu'au contact du poumon : dans quelques cas nous avons incisé préalablement les plans superficiels jusqu'au tissu musculaire. Lorsque dans un premier temps on ouvre complètement la cavité pleurale, avec ou sans costotomie, l'inconvénient est que, sous l'influence de l'entrée de l'air, le poumon se ratatine et fuit loin des yeux de l'opérateur. L'intervention terminée, un pansement sec antiseptique était appliqué sur la plaie et recouvert d'un appareil plâtré ou d'une imbrication de bandes de diachylon. Jamais, à la suite de ces opérations, nous n'avons constaté d'adhérence ou d'épanchement liquide. Au point où a porté le fer rouge, le poumon présente une sorte d'eschare de couleur brun rougeâtre et c'est autour de cette zone mortifiée qu'existe une inflammation pseudo-membraneuse exsudative.

Eschare. — L'examen microscopique de pièces recueillies *quelques heures* après l'opération montre au point brûlé, comme phénomène capital, la coagulation sanguine dans tous les petits vaisseaux et dans les capillaires des cloisons alvéolaires et de la plèvre. Comme beaucoup de ces petits vaisseaux ont eu leurs parois brisées par le traumatisme, du sang s'est épanché dans l'intérieur des alvéoles et dans les bronchioles qui en sont remplies.

Aux deuxième et troisième jours, l'eschare se montre sous la forme d'une plaque superficielle, sèche, de couleur rouge foncé : si on la coupe perpendiculairement à la surface pleurale, elle présente, sur une épaisseur qui varie de un à plusieurs millimètres suivant le degré de pénétration du thermocautère, la même sécheresse, avec une certaine induration. Les coupes minces, examinées au microscope, montrent, au niveau de cette partie cautérisée, les alvéoles remplis d'un caillot dans lequel les globules rouges sont aplatis, tassés les uns contre les autres, les globules blancs peu abondants. Les capillaires et les petits vaisseaux contiennent du sang avec les mêmes caractères. Les cellules endothéliales des alvéoles et de la plèvre sont minces, à peine visibles, leurs noyaux ne se colorent plus. Les cloisons sont étroites et les cellules appartenant aux parois capillaires et au tissu conjonctif ne présentent plus la coloration normale de leurs noyaux après l'action des réactifs colorants. Il n'y a plus de vie, plus de réaction des cellules dans toute la portion du poumon touché par le thermocautère : le bloc est comme momifié.

Mais si l'on examine la zone qui entoure cette portion mortifiée, momifiée dans du sang coagulé, on voit qu'elle est le siège d'une réaction inflammatoire évidente : les lésions portent et sur la plèvre et sur le poumon.

Lésions pleurales. — Les lésions pleurales sont les mêmes sur les feuillets costaux et pulmonaires. L'endothélium présente des cellules volumineuses, relevées perpendiculairement à la surface, englobées et séparées les unes des autres par un dépôt fibrineux. La trame conjonctive sous-jacente est épaissie, ses vaisseaux sont dilatés, ses cellules plates sont tuméfiées et se préparent à bourgeonner ; l'inflammation porte donc et sur la surface pleurale et sur les parties profondes. Cette première étape de l'inflammation (*deuxième et troisième jours*) est donc caractérisée par l'augmentation de volume et le redressement de l'endothélium dans une exsudation fibrineuse.

Au quatrième jour et les suivants, le noyau mortifié ne change pas d'aspect, mais dans la plèvre avoisinante le processus continuant sa marche réalise la forme pseudo-membraneuse. La plèvre est recouverte d'un exsudat fibrineux abondant, disposé en couches stratifiées, parallèles à la surface pleurale, séparées les unes des autres par de grandes cellules à prolongements protoplasmiques, à noyaux clairs, ovoïdes, nucléolés ; ces grandes cellules sont presque toutes orientées dans le même sens, couchées sur les lames fibrineuses en suivant comme elles une direction parallèle à la surface du poumon ; d'autres cellules, perpendiculaires ou obliques par rapport aux précédentes, relient ces assises cellulaires les unes aux autres. Des globules rouges et des leucocytes sont disséminés un peu partout, mais en très petit nombre. La couche fibrineuse la plus superficielle, celle qui est en rapport avec la cavité pleurale, est recouverte de cellules endothéliales de forme un peu différente : elles sont nombreuses, volumineuses, à noyaux bourgeonnants et, au lieu de se montrer aplaties et allongées, elles accusent une tendance à prendre la forme globuleuse, ovoïde ou sphérique.

Les couches de fibrine sont assez régulièrement les unes aréolaires, les autres formées de fibrilles parallèles, réunies en faisceaux; ces couches superposées sont quelquefois très nombreuses, et peuvent former en cinq jours une fausse membrane de 1^{mm} à 1^{mm} 1/2. La couche la plus profonde se confond avec le tissu conjonctif de la séreuse; sur des coupes colorées à la thionine, la différenciation est facile, la fibrine est colorée en vert tendre ou bleu clair, la trame conjonctive en bleu violacé. Cette trame est complètement adhérente à la fibrine; ses grandes cellules bourgeonnantes entrent perpendiculairement ou obliquement dans le dépôt fibrineux et établissent une union intime; ces cellules ont le même aspect que celles qui se montrent dans les couches les plus superficielles de l'exsudat : même augmentation de volume, même protoplasma granuleux, même coloration, mêmes pointes d'accroissement; ces éléments ne sont cependant pas des cellules endothéliales, mais bien des cellules conjonctives; nous avons déjà insisté sur ce fait que la réaction inflammatoire se traduit sur ces deux ordres de cellules par des phénomènes histologiques identiques. Les vaisseaux de la trame sont dilatés, remplis de sang, leur endothélium est tuméfié, souvent avec des noyaux en prolifération.

Par quel mécanisme se produit la stratification de la fibrine dans la fausse membrane et d'où viennent les éléments cellulaires qui séparent ces différentes couches, en suivant les filaments fibrineux comme des fils conducteurs ? L'endothélium s'est d'abord tuméfié, puis a bourgeonné activement dans la fibrine exsudée ; au niveau de la plèvre, et en raison de l'irritation intense, se forment successivement une série de couches fibrineuses qui rejettent mécaniquement vers la cavité pleurale celles formées antérieurement; cette formation successive est indiquée nettement par la structure différente des zones superposées, les couches aréolaires alternant souvent avec les couches lamellaires.

Il résulte de ce mécanisme formateur, que dans cette fausse membrane pleurétique, la couche la plus ancienne est celle qui limite la surface libre. Chaque zone fibrineuse, en s'éloignant de la plèvre, entraîne avec elle les grandes cellules endothéliales ou de tissu conjonctif, qui font partie intégrante d'elle-même. Ces éléments cellulaires, qui se montrent entre les couches fibrineuses, proviennent de deux sources, du bourgeonnement de l'endothélium et de la multiplication des cellules plates de la trame conjonctive. Après s'être formées nombreuses vers le quatrième et cinquième jours par karyokinèse et surtout par division directe, elles évoluent suivant le mécanisme que nous avons indiqué dans les pleurésies adhésives ; elles se hérissent de pointes fort longues, s'anastomosent les unes avec les autres et forment des travées cellulaires qui constituent des vaisseaux de nouvelle formation.

Dans la pleurésie adhésive, les travées cellulaires formaient une adhérence par anastomoses avec les travées issues de la plèvre opposée ; dans la pleurésie exsudative, elles ne peuvent que constituer la fausse membrane, ne trouvant rien au-devant d'elles ; mais si cette fausse membrane se forme entre deux lobes pulmonaires, il se produit une adhérence.

Dans ces inflammations par le thermocautère les lésions sont fort dissemblables dans trois zones différentes. Au centre est l'eschare ; à la périphérie du bloc mortifié apparaît l'inflammation exsudative ; et plus en dehors, là où l'irritation est à son minimum d'intensité, existe une altération vésiculeuse typique de l'endothélium ; nous pourrions répéter ici mot pour mot tout ce que nous avons dit au chapitre précédent sur l'aspect vacuolaire, sur la formation des vésicules de sérosité dans l'intérieur du protoplasma de la cellule endothéliale. La fig. I, pl. IV, qui représente cette altération, a été dessinée d'après une pièce obtenue chez le chien par le thermocautère, après une évolution de quatre jours. Toute la zone limite entre les parties saines et les parties malades présente un endothélium devenu cylindrique, dont au moins un élément sur deux est vésiculeux ; un grand nombre de vésicules renferment des leucocytes ; la trame sous-jacente est irritée, ses vaisseaux dilatés et quelques-uns rompus, les éléments cellulaires en prolifération et quelques leucocytes disséminés entre les cellules connectives.

Que deviennent ces différentes lésions, quel est l'avenir de chacune des zones ?

La zone vésiculeuse présente ses vacuoles protoplasmiques du quatrième au huitième jour ; puis elles disparaissent, les éléments reprennent leurs proportions normales, se réappliquent sur la trame ; tout rentre dans l'ordre.

Au niveau de l'exsudation stratifiée, l'évolution est tout à fait analogue, sauf l'adhérence, à l'inflammation adhésive. Du quaquième au huitième jour, a lieu la formation des néo-vaisseaux suivant les types que nous avons déjà étudiés : le bourgeonnement de l'endothélium des vaisseaux préexistants donne naissance soit à des travées cellulaires pleines qui se creusent secondairement, soit à des travées creuses d'emblée, soit à de simples bourgeons protoplasmiques ; d'autre part, des vaisseaux apparaissent d'emblée dans la fausse membrane, aux dépens des grandes cellules qui la sillonnent. Nous devons ajouter cependant que dans ces inflammations exsudatives, la vaso-formation ne nous a pas paru avoir la même luxuriance que dans les adhérences après ligature. Au huitième jour, la fibrine disparaît, tous les leucocytes et les globules rouges diapédésés sont en désintégration, les fibrilles conjonctives se montrent et les phénomènes de régression commencent. En dernière analyse, au vingtième jour, on constate une formation de tissu conjonctif vascularisé qui constitue un épaississement fibreux de la plèvre primitivement mince.

Quant aux éléments mortifiés du centre de la lésion, ils disparaissent par résorption à un moment donné et sont remplacés par un bloc de tissu conjonctif de cicatrice.

Telles sont les lésions pleurales de l'inflammation par brûlure.

Lésions du poumon. — Les lésions du poumon autour du noyau momifié ne sont pas moins intenses : elles représentent un type de pneumonie réactionnelle ; on assiste, comme dans une inflammation pneumococcique, à deux stades successifs, *congestion* et *hépatisation.*

La congestion est caractérisée par une extrême turgescence des vaisseaux de la paroi alvéolaire : ils sont remplis de sang et font saillie dans l'intérieur de l'alvéole ; de plus, dans la cavité alvéolaire, on trouve des globules rouges et des leucocytes, sortis des vaisseaux dilatés par diapédèse et emprisonnés dans un réseau de minces filaments fibrineux. Les cellules endothéliales ont réagi suivant un mode déjà étudié : elles se sont tuméfiées, redressées sur la paroi, leur point d'union est représenté par un pédicule.

Au stade d'hépatisation, le réseau fibrineux devenu abondant est formé de travées volumineuses. Il arrive souvent que sur les préparations, on peut le suivre jusqu'à son point d'implantation sur les vaisseaux de la paroi alvéolaire. Les globules blancs et rouges sont en plus grande abondance, les cellules endothéliales ont proliféré activement et remplissent les mailles fibrineuses : elles se sont multipliées, ont envahi l'exsudat et se sont anastomosées les unes avec les autres par leurs prolongements.

M. Cornil (29) rapproche à juste titre de cette inflammation par brûlure chez le chien, les lésions de l'apoplexie pulmonaire chez l'homme. « J'ai examiné comparativement aux lésions produites par le thermocautère, plusieurs cas d'apoplexie pulmonaire chez des malades ayant succombé à des maladies du cœur. Dans la partie centrale des noyaux hémoptoïques, nous trouvons du sang coagulé dans les alvéoles, des cellules endothéliales atrophiées à noyaux mortifiés, des cloisons minces comme dans les îlots de nécrose par brûlure, des leucocytes appartenant au sang intra-alvéolaire et renfermant des granulations pigmentaires. Autour de ces noyaux, il y a toujours une zone étendue de congestion réactionnelle, avec des vaisseaux alvéolaires dilatés, des cellules endothéliales volumineuses, des globules rouges épanchés dans les alvéoles à côté de grosses cellules endothéliales détachées de la paroi, qui absorbent les granulations hématiques pigmentaires. Les noyaux d'apoplexie pulmonaire sont mortifiés à leur centre, ou tout au moins constitués par un tissu immobile ou peu vivant, tandis qu'une réaction congestive et inflammatoire se manifeste à leur périphérie. »

Nous pouvons ajouter, d'après de nombreux examens personnels qui ont porté sur des infarctus pulmonaires récents et anciens, également d'origine cardiaque, que les lésions pleurales sont, comme les lésions pulmonaires, tout à fait superposables. La plèvre qui recouvre ou environne un infarctus hémoptoïque superficiel et récent a perdu sa transparence, elle est très congestionnée, souvent recouverte d'une pellicule blanchâtre plus ou moins épaisse. Au microscope, apparaît toute la série des lésions que nous avons décrites : exsudat fibrineux en couches stratifiées, cellules connectives nombreuses, néo-vaisseaux.

Sur le même poumon, on rencontre généralement en d'autres points des infarctus anciens sur lesquels la plèvre présente des épaississements blanchâtres qui sont le reliquat d'une inflammation antérieure. Histologiquement ces épaississements sont constitués par une bande conjonctive, dont l'épaisseur va de un à cinq millimètres, formée elle-même par des faisceaux de fibres conjonctives entrecroisées, généralement dirigées parallèlement à la surface pleurale; entre ces faisceaux existent des cellules conjonctives; les vaisseaux sont abondants, dilatés et autour d'eux se montrent des cellules migratrices. A un stade plus tardif, le tissu devient complètement fibreux, il prend l'aspect du fibrome lamelleux tel qu'on le rencontre sur la rate, il est résistant à la coupe, semi-transparent et présente une ressemblance grossière avec le tissu cartilagineux; il est constitué par une série de couches de fibres, qui présentent entre elles des cellules aplaties par la pression des lames.

A l'autopsie de sujets qui portent de vieux infarctus, on rencontre assez souvent, à côté des épaississements que nous venons de signaler, des adhérences pleurales; nous n'avons jamais reproduit ces adhérences chez le chien par le thermocautère, mais il y a lieu de faire remarquer que les foyers de mortification que nous produisions étaient toujours très minimes, comparativement aux infarctus qui ont quelquefois le volume d'un œuf: il est fort vraisemblable que des adhérences pourraient se produire après une cautérisation intense intéressant un gros bloc pulmonaire.

Les vieilles adhérences que l'on rencontre sur les infarctus sont assez variables dans leur structure: les unes sont très minces et peuvent être étudiées en les étalant sur une lame après dissociation; elles montrent un tissu conjonctif renfermant des vaisseaux et recouvert de cellules endothéliales que délimite nettement l'imprégnation au nitrate d'argent.

Les plus épaisses étudiées sur des coupes se montrent sous deux aspects: les unes sont formées d'un tissu lâche œdémateux, tremblotant, les fibrilles conjonctives sont minces et rares, les cellules ont un protoplasma revenu sur lui-même, muni de grands prolongements qui vont à la recherche des cellules voisines; l'adhérence représente l'aspect du tissu muqueux. D'autres sont formées d'un tissu compact avec des vaisseaux rares et très resserrés.

B. — L'inflammation par le nitrate d'argent.

Nous n'avons expérimenté, avec cet agent, que sur un petit nombre de chiens. Cependant la technique est des plus simples, réduite à une simple injection et les résultats sont toujours fort intéressants à étudier. Mais de nombreux auteurs ont étudié l'inflammation en se servant du nitrate d'argent, portant leur étude principalement sur le péritoine. Par nos recherches de contrôle, nous avons pu nous rendre compte de la parfaite exactitude des descriptions données, les réactions pleurales présentant la plus grande analogie avec les lésions irritatives du péritoine. Outre nos propres recherches, nous avons eu, pour nous guider, les descriptions des traités d'anatomie pathologique (Cornil et Ranvier, Lancereaux) et plusieurs communications de Ranvier à l'Académie des Sciences.

La technique que nous avons suivie presque constamment consistait, après asepsie de la peau par une brûlure superficielle au thermocautère, à pratiquer une injection dans un espace intercostal avec une seringue quelconque. Lorsque nous avons sacrifié nos animaux, nous avons pu nous rendre compte que notre technique était mauvaise et devait être changée. Le poumon étant étroitement appliqué contre la paroi, l'aiguille s'enfonçait toujours dans cet organe et l'agent caustique, au lieu de tomber dans la cavité pleurale, pénétrait dans le parenchyme pulmonaire, produisant un petit noyau de mortification, autour duquel la plèvre réagissait vivement. Un fait d'observation permet d'ailleurs de dire si l'injection a pénétré ou non dans le poumon ; lorsque, quelques secondes après l'injection, l'animal a des nausées et rend de l'écume, il est à peu près certain que le nitrate d'argent a été introduit dans le système alvéolo-bronchique.

La pénétration du liquide dans le poumon n'a d'ailleurs pas grande importance; la plèvre réagissait toujours et le résultat cherché était obtenu. Mais il est préférable d'éviter cette pénétration; les lésions inflammatoires pleurales sont absolument variables suivant la quantité de nitrate d'argent injecté; or il est difficile de savoir, lorsqu'on pénètre dans le poumon, quelle quantité de liquide a agi directement sur la plèvre et l'on risque avec des fortes doses, 2 c.c. par exemple, d'avoir des lésions moins intenses qu'avec 1 c.c., suivant que l'injection tombe dans la cavité pleurale ou est faite en plein parenchyme pulmonaire.

Pour éviter la blessure du poumon et mettre avec certitude le liquide d'injection dans la cavité pleurale, nous avons suivi la méthode que préconise Péron (80) dans sa thèse. « La peau de l'animal rasée et désinfectée, on fait avec la pointe d'un bistouri stérilisé une incision cutanée d'un 1/2 centimètre dans un espace intercostal ; on coupe le derme et les muscles du thorax dans le fond de l'incision. A la seringue chargée, on a adapté préalablement la douille d'un fin trocart. La douille est appuyée contre la paroi de l'espace et dirigée autant que possible parallèlement à cet espace, très obliquement par rapport à la surface du thorax ; une pression plus ou moins forte la fait pénétrer dans la cavité pleurale. L'opération est inoffensive, jamais nous n'avons eu de signe de pneumothorax. »

Après une irritation légère, telle que celle produite par l'injection de cinq à six gouttes de nitrate d'argent à 1 p. 100, les coupes montrent les lésions suivantes :

Au bout de vingt-quatre heures, on constate dans les régions qui ont été atteintes le plus fortement par la solution caustique, que les cellules endothéliales nécrosées ont été éliminées, ou bien après s'être gonflées, elles sont libres dans la cavité de la séreuse : elles se montrent complètement granuleuses et présentent cette teinte spéciale, un peu sépia, des éléments imprégnés d'argent. Elles ressemblent assez aux corps granuleux faiblement colorés par l'acide osmique, avec cette différence cependant qu'ici les granulations sont remarquables par leur petit volume et leur nombre considérable ; toute trace de noyau dans leur intérieur a complètement disparu.

Ces cellules ont été frappées de mort instantanément au contact du nitrate d'argent : « L'agent irritant envahit le protoplasma et amène une mortification spéciale en déterminant une sorte de coagulation, de fixation particulière, qui amène consécutivement la mort du noyau. Cette mortification est tout à fait différente de la mortification par défaut de nutrition que l'on observe dans les néoformations cellulaires trop actives, alors qu'il y a production de pus (Toupet, 118, p. 27). »

Ces éléments mortifiés, libres de leurs connexions, se montrent pendant plusieurs jours ; puis ils disparaissent absorbés et emportés par les globules blancs, ennemis de tout détritus, qui jouent dans ces inflammations aseptiques le rôle de balayeurs et nettoient le territoire enflammé de tous les débris cellulaires.

Dans les points où l'action du nitrate d'argent a été plus faible, l'endothélium, dès la fin du premier jour est en place, mais il a subi des modifications importantes ; la plaque endothéliale a disparu, le noyau est légèrement gonflé et le protoplasma qui l'entoure a pris une forme nouvelle ; certaines travées du réticulum protoplasmique ont disparu, tandis que les autres ont subi une hypertrophie notable. Le plat ruban qu'est l'endothélium normal est transformé en un revêtement de cellules globuleuses, ramifiées et dont les anastomoses sont devenues très apparentes : toutes ces cellules sont au sein d'un léger exsudat fibrineux, révélé par sa coloration bleu verdâtre par la thionine.

Après quarante-huit heures, c'est-à-dire au troisième jour après l'injection, les cellules endothéliales ont pris un développement considérable. La plupart ont émis des prolongements d'une grande longueur qui s'entrecroisent ou se fusionnent avec les prolongements des cellules voisines, les filaments fibrineux servant de fils conducteurs. Au cours du troisième jour, il se fait une multiplication cellulaire par division directe et karyokinétique. La trame prend part à l'inflammation, ses cellules connectives s'hypertrophient, se multiplient ; ses vaisseaux deviennent turgescents ; des globules rouges et des leucocytes diapédésés se montrent entre les cellules connectives et endothéliales.

Les phénomènes s'arrêtent dès le quatrième jour et très rapidement tout va rentrer dans l'ordre : le stade de réapplication commence. Les globules blancs emportent les débris cellulaires et rentrent dans la circulation ; un certain nombre d'entre eux meurent dans le tissu, se désintègrent et servent vraisemblablement à la nutrition des autres éléments. Les cellules hypertrophiées et multipliées tendent à redevenir cellules endothéliales proprement dites ; aux sixième et septième jours, à côté de cellules réappliquées avec cuticule, il s'en montre d'autres, qui ne trouvant plus qu'une place restreinte, sont encore turgescentes, sans cuticule : elles ne sont fixées sur la trame que par un pédicule et leur corps est libre dans la cavité pleurale ; ces cellules pédiculées montrent souvent plusieurs noyaux disposés transversalement ou vus en long. De toutes ces cellules relevées, encore visibles aux dixième et onzième jours, toutes ne se réappliqueront pas : en raison de la multiplication cellulaire qui s'est produite, les éléments sont trop nombreux pour la surface à recouvrir : un certain nombre dégénèrent et sont enlevés par les leucocytes.

Au quatorzième jour, l'endothélium est complètement reconstitué, mais les cellules qui le composent présentent encore quelques particularités ; leur protoplasma réticulé est formé de travées plus grosses, moins nombreuses et plus granuleuses qu'à l'état normal. Aussi ces cellules sont-elles plus épaisses et forment-elles de légères saillies ; la surface pleurale est comme mamelonnée. En général, au quinzième jour, la plèvre est revenue à l'état normal.

Cette inflammation légère aboutit donc très rapidement à la restitution ad integrun, sans laisser de fibrose appréciable.

Il n'en est plus de même lorsque, *sous l'influence de doses plus élevées* de nitrate d'argent, l'exsudation est plus intense :

l'inflammation laisse après elle une trace indélébile, de la fibrose pleurale et quelquefois même des adhérences ; ce sont là les phénomènes que nous avons observés après l'injection de un à deux centimètres cubes d'une solution au centième.

Lorsque l'on sacrifie les animaux aux troisième et quatrième jours, on remarque sur les surfaces des deux plèvres de nombreuses fausses membranes fibrineuses, molles, très friables et l'aspect général est un peu celui que donne une inflammation pulmonaire pneumococcique. De plus, sur de nombreux points la fausse membrane s'attache sur chaque plèvre et constitue une adhérence fibrineuse ; trois chiens qui avaient reçu ces doses élevées présentèrent tous les trois des adhérences.

Les lésions histologiques sont identiques à celles que nous avons signalées dans l'inflammation par le thermocautère, autour de l'eschare pulmonaire. Les cellules endothéliales s'hypertrophient et se multiplient dans un exsudat fibrineux disposé en couches stratifiées : les grandes cellules sont nombreuses entre chaque couche et les assises sont réunies les unes aux autres par des anastomoses cellulaires perpendiculaires à la surface pleurale. Les globules rouges et les globules blancs sont disséminés dans les mailles de la fibrine. Les adhérences molles du quatrième jour ont la même structure que celles que nous avons décrites dans le paragraphe précédent au cours d'infarctus récents du poumon ; fibrine, grandes cellules endothéliales et conjonctives, leucocytes sont les éléments qui les composent.

L'évolution des fausses membranes se fait sur le mode que nous avons déjà indiqué et nous n'avons rien de spécial à ajouter. Vers le quatrième jour la vasoformation se produit ; vers les septième et huitième jours la fibrine ne se colore plus, se fragmente et se morcelle, les fibrilles conjonctives apparaissent et aux douzième et quinzième jours, l'inflammation a laissé un épaississement fibreux, une fibrose pleurale. La persistance de blocs fibrineux au sein du tissu conjonctif naissant, que nous avons signalée dans l'inflammation adhésive, se montre également dans l'organisation conjonctive de ces fausses membranes fibrineuses.

Pour ce qui est des adhérences, toutes celles qui se montrent, du quatrième au sixième jour, friables et presque exclusivement fibrineuses, ne persistent pas ; au trentième jour et au delà, toutes ne se retrouvent pas, solides et conjonctives. Il est vraisemblable que bon nombre de ces tractus fibrineux doivent se rompre sous l'influence des mouvements respiratoires et ne laissent comme reliquat qu'une plaque d'épaississement aux points où ils s'implantent sur les plèvres pariétales et pulmonaires. Nous avons sacrifié plusieurs chiens entre le trentième et le quarantième jour et toujours nous n'avons trouvé que de rares et minces filaments qui s'étendaient entre les deux plèvres ; étalés sur une lame ils se montraient recouverts de cellules endothéliales, contenant d'étroits capillaires. Entre ces adhérences ténues, la plèvre présentait sur un grand nombre de points, des épaississements blanchâtres au niveau desquels elle avait perdu sa transparence.

Tous les auteurs qui ont étudié l'inflammation des séreuses par le nitrate d'argent, signalent un troisième type qui survient *lorsque l'irritation est portée à son maximum*, c'est l'inflammation suppurative.

Sous l'influence de doses élevées, la leucocytose se fait en grande abondance, prédomine et sidère la multiplication des éléments endothéliaux et conjonctifs. Personnellement nous n'avons pas obtenu de pleurésies purulentes par le nitrate d'argent, bien que nous ayons employé des doses très fortes (2^{cc} d'une solution à 1 p. 100) ; mais la cause doit probablement en être attribuée à ce que ces fortes doses étaient introduites avec une aiguille : le poumon était toujours pénétré et une bonne partie du liquide irritant n'exerçait aucune action sur les plèvres. Le fait qu'il peut se produire du pus en dehors de toute action microbienne est d'ailleurs une notion admise aujourd'hui par le plus grand nombre des anatomo-pathologistes. Quelques auteurs publièrent des recherches qui avaient donné un résultat négatif (Klemperer, Straus, Scheurlen, Knapp) et qui semblaient contradictoires avec les expériences de Rosenbach, Grawitz, de Bary. Tous ces travaux ont été repris par la suite et il est admis aujourd'hui que la suppuration peut être provoquée par des agents variés. S'il y eut de nombreuses expériences contradictoires, la cause du désaccord doit être cherchée, au moins en grande partie, dans le choix de l'animal: telle substance produit du pus chez le chien et n'en produit pas chez le lapin.

En terminant cet exposé des lésions produites sur les plèvres par le nitrate d'argent, nous devons signaler, que quelle que soit l'intensité de l'inflammation, le poumon sous-jacent réagit toujours, au moins dans ses parties périphériques qui avoisinent la plèvre enflammée : les lésions sont celles que nous avons décrites dans l'inflammation pleurale par brûlure.

Un fait intéressant, qui nous a été parfaitement démontré par ces expériences, est la communication des deux cavités pleurales chez le chien. Il nous est arrivé à plusieurs reprises d'observer des lésions bilatérales après une injection de nitrate d'argent d'un seul côté. Nous avons alors injecté à plusieurs chiens un litre d'eau colorée dans une cavité pleurale et nous avons toujours retrouvé du liquide dans l'une et l'autre des cavités. Cette disposition anatomique a d'ailleurs été signalée par un certain nombre d'anatomistes.

CHAPITRE IV

L'inflammation pleurale par introduction de corps étrangers dans la cavité de la séreuse.

Il nous parut intéressant, au cours de notre étude, de rechercher quelles modifications histologiques se montraient sur la séreuse après l'introduction de corps étrangers aseptiques dans la cavité pleurale.

Les corps étrangers employés furent choisis parmi ceux qui sont le plus susceptibles d'être pénétrés par les éléments cellulaires. Nos expériences portent sur la fibrine, l'éponge, la moelle de sureau.

A. — Fibrine.

Dans nos premières expériences réalisées par la ligature, le thermocautère, le nitrate d'argent, la fibrine exsudée jouait un rôle fort important de substance de soutènement et d'élément nutritif. Il y avait lieu de se demander quel rôle elle remplirait si elle était introduite, comme corps étranger, dans une cavité séreuse.

Se résorberait-elle purement et simplement, ou bien tenant lieu d'épine de Van Helmont serait-elle cause d'une irritation cellulaire. Les faits démontrèrent la justesse de cette dernière hypothèse, et en raison même de la nature toute spéciale de la fibrine, l'inflammation présente certaines particularités intéressantes.

Technique. — La fibrine est recueillie en saignant un chien, avec toutes les précautions aseptiques, quelques instants avant l'opération. Le sang est reçu dans un récipient et battu avec un petit moulinet, sur les ailes duquel se déposent les filaments fibrineux.

Cette fibrine est lavée dans de l'eau bouillie, dans le but de la débarrasser autant que possible des globules sanguins; malgré cette précaution, il est facile de s'assurer au microscope que le bloc de fibrine, le plus blanc que l'on puisse obtenir avec ce procédé, contient toujours une certaine quantité de globules rouges et de leucocytes.

La fibrine obtenue, la pleurotomie est pratiquée sur un autre chien. Une portion de la cage thoracique est soigneusement rasée et désinfectée et toutes les parties molles d'un espace intercostal sont successivement tranchées au bistouri, sur une longueur très minime, 2 centim. à peu près; au moment de l'ouverture de la plèvre, un sifflement caractéristique se produit et l'extrémité de l'index est placée dans la petite ouverture qui vient d'être pratiquée; ce doigt sert de tuteur pour l'introduction du corps étranger; la plaie est refermée par un double plan de sutures : un plan profond reliant les deux bords de la plèvre et un plan superficiel; les sutures profondes sont absolument nécessaires; sans elles la fibrine est rejetée hors de la cavité et vient se loger sous la suture superficielle dans l'épaisseur même des parties molles sectionnées; au début de notre expérimentation nous avons, à plusieurs reprises, éprouvé ce contretemps.

L'opération est des plus bénignes et jamais nous n'avons eu d'accident. Le fait est à signaler, étant donné que MM. Quénu et Longuet (70) attirent l'attention des expérimentateurs sur la gravité de l'ouverture large de la cavité pleurale chez le chien. (Douze morts rapides sur quinze cas.)

La raison de la bénignité de nos pleurotomies, que nous pratiquâmes vingt fois sans accident, réside pour nous, dans l'étroitesse de l'ouverture que nous réalisions : il ne s'agissait plus alors d'ouverture large, mais seulement d'un étroit orifice qui laissait passer seulement l'extrémité de l'index.

Le bloc fibrineux introduit était généralement du volume d'une noisette.

Nous avons employé alternativement des blocs de fibrine crue c'est-à-dire tels que nous les donnait le battage, et des blocs passés préalablement pendant un quart d'heure à l'eau bouillante. Les résultats histologiques furent absolument les mêmes : les seules différences appréciables sont les suivantes : la fibrine crue présente sur des coupes une coloration plus intense, elle est plus homogène, moins fissurée, au moins dans les premiers jours.

Lésions pleurales. — Lorsque les animaux étaient sacrifiés, les résultats macroscopiques étaient fort différents suivant la durée de l'expérience.

Du premier au sixième jour, le bloc de fibrine se montre sous forme d'un champignon fixé soit sur la plèvre pulmonaire soit le plus souvent sur la plèvre pariétale à l'entour de l'orifice d'entrée. Dans les jours qui suivent, le champignon diminue progressivement de volume, et aux dixième et douzième jours, on ne trouve plus au point où s'est faite l'implantation qu'un épaississement blanchâtre, une plaque conjonctive.

Quelles sont maintenant les lésions histologiques ? *Après vingt-quatre heures*, le bloc fibrineux s'est fixé en un point quelconque de la surface des plèvres : il joue le rôle de corps étranger, irrite la séreuse et détermine à son contact une exsudation fibrineuse qui forme le ciment d'union. Au niveau de l'implantation, l'endothélium se présente avec les mêmes caractères que dans la pleurésie adhésive par ligature, les cellules ont perdu leur forme aplatie, sont devenues cylindriques par hypertrophie de leur substance protoplasmique. D'ailleurs les lésions de la plèvre préexitante ne présentent, à aucun moment, quelque particularité qui n'ait pas encore été signalée. Pendant toute l'évolution des lésions, l'aspect histologique est celui que nous avons décrit dans les chapitres précédents : hypertrophie et multiplication des éléments cellulaires, disparition du tissu fibrillaire conjonctif interstitiel de la trame, vaso-dilatation, diapédèse des globules rouges et blancs ; nous n'y reviendrons pas et nous étudierons seulement le bourgeon fibrineux.

Après quarante-huit heures, survient la mobilité des cellules, dont l'hypertrophie avait constitué le stade précédent ; on les voit envahir la base du champignon fibrineux ; des leucocytes et des globules rouges sortis des vaisseaux par diapédèse sont disséminés en petit nombre dans les interstices de la fibrine ; ils se mélangent aux éléments anciens de même nature qu'un battage imparfait n'avait pu isoler de la fibrine.

Après trois jours, en raison de la multiplication des cellules conjonctives et endothéliales qui est survenue, en raison du pouvoir migrateur considérable de ces éléments jeunes, tout le segment inférieur du bloc de fibrine est pénétré d'éléments cellulaires qui envoient dans tous les sens de longs pseudopodes protoplasmiques anastomosés entre eux.

Ce sont là les mêmes phénomènes que nous avons déjà vus se dérouler dans l'inflammation adhésive ; mais ici la fibrine est venue de l'extérieur au lieu d'être exsudée, elle forme une grosse masse au lieu de représenter une mince fausse membrane ; aussi la prolifération cellulaire est-elle d'une intensité bien autrement prononcée ; ce n'est plus seulement un interstice de quelques millimètres que ces cellules ont à remplir, mais bien un bloc de deux ou trois centimètres de hauteur ; elles ne peuvent plus aller à la rencontre les unes des autres, naissant à la fois de la plèvre pariétale et de la plèvre pulmonaire ; ici, toutes ont la même provenance, l'unique feuillet sur lequel repose le corps étranger; malgré tout, la pénétration complète se fait tout aussi rapidement. Il est donc nécessaire que les propriétés organisatrices des cellules soient notablement augmentées.

Sur des pièces qui ne datent que de trois jours et demi les cellules se montrent dans la fibrine suivant une disposition toute spéciale : elles envahissent la région sous-jacente à la zone d'union, occupent à peu près le tiers de tout le bourgeon, puis elles forment un ruban continu partant de la trame pleurale et couvrant toute la surface libre du bloc de fibrine; si bien que dès cette période elles engainent complètement le corps étranger séparé complètement de la cavité pleurale par une couche de cellules. Dès lors la pénétration totale se fera suivant le type que nous avons déjà observé ; les cellules nouvelles partiront à la fois, et de la base du champignon, et de toute la périphérie, naissant par bourgeonnement de ce cordon cellulaire.

Il est très facile de s'expliquer comment il peut se faire que les cellules recouvrent aussi rapidement tout le bloc de fibrine quel que soit son volume. Il suffit de se rappeler qu'elles progressent toujours dans la moindre fente, dans tous les interstices des exsudats : partout où il existe une cavité intra-fibrineuse, elles la tapissent; aussi, quoi d'étonnant à les voir se servir des filaments fibrineux comme de fils conducteurs pour se répandre rapidement sur toute la surface libre de la fibrine.

Au sixième jour, tout le bloc fibrineux n'est plus qu'un lacis cellulaire, les cellules s'étant unies vers le tiers supérieur, qui a été la dernière portion organisée. Quand on examine, en effet, les pièces de cinq jours, on ne trouve qu'une zone très limitée où les cellules n'ont pas encore pénétré. Il est à noter que les leucocytes, très clairsemés dans les régions où les grandes cellules sont nombreuses, sont beaucoup plus abondants dans cette zone qui n'est pas encore organisée. Comme l'a noté M. Ranvier (89) dans les plaies de la cornée, ils ont tendance à se masser dans les régions où l'organisation n'est pas encore faite. Dans nos préparations, ils semblent se retirer devant la poussée des cellules connectives, soit qu'ils aillent au-devant d'elles pour faciliter leur migration, en dissociant, en fissurant la fibrine, soit que leur disparition évidente, là où sont les cellules organisatrices, tienne à leur destruction rapide et à leur utilisation comme matière nutritive. Quoi qu'il en soit de l'explication, nous devons noter ce détail constant que les leucocytes sont toujours abondants dans les régions de la fibrine où les grandes cellules n'ont pas encore pénétré.

Pour tout ce qui concerne l'aspect, l'évolution, le rôle général de ces leucocytes, nous renvoyons au paragraphe que nous leur avons consacré au chapitre II ; nous ne pourrions que rappeler ici ce que nous avons déjà dit. Il en est absolument de même des cellules endothéliales, de la vaso-formation et de l'évolution de la fibrine ; nous estimons avoir suffisamment insisté au chapitre II, sur ces éléments, pour n'avoir pas à y revenir.

Toutefois, en ce qui regarde la vaso-formation, sur le mécanisme de laquelle nous n'avons rien à ajouter, tant les préparations donnent le même aspect, il est nécessaire de signaler, comme différence avec les processus déjà étudiés, l'extrême précocité avec laquelle se montrent les néo-vaisseaux dans l'intérieur de la fibrine introduite expérimentalement. Il n'est pas nécessaire d'attendre quatre ou cinq jours pour voir des néo-vaisseaux plus ou moins remplis de sang. Sur les pièces qui ont une durée de trois jours seulement, ils apparaissent partout et le processus vaso-formateur acquiert d'emblée une richesse que nous n'avons retrouvée dans aucun autre mode d'expérimentation. Il suffit de se reporter à la planche III et à la fig. 2 de la planche II, pour s'en convaincre; ces différentes figures proviennent de pièces de quatre jours, et déjà les vaisseaux sont énormes, la circulation y est complètement établie, comme en témoigne la présence de nombreux globules rouges parfaitement vivants. Dès que les grandes cellules apparaissent dans un point de la fibrine, immédiatement des vaisseaux se forment ; le groupe de vaisseaux qui occupe la partie supérieure de la fig. 2, pl. II, en est la preuve ; ces canaux se montrent dans la zone la plus élevée de la fibrine organisée ; au-dessus d'eux on ne rencontre que de la fibrine avec quelques rares grandes cellules isolées et des leucocytes dont la plupart ont déjà un protoplasma malade, ne prenant plus la matière colorante.

Au contraire, dans les autres inflammations produites par la ligature, le thermocautère, le nitrate d'argent, les corps étrangers autres que la fibrine, les agents septiques, on ne voit jamais de vaisseaux au troisième jour et ceux qui apparaissent après quatre jours ne sont que le début du processus ; leur lumière est étroite, leur contour à peine esquissé, leur contenu purement fibrineux, la circulation ne s'y fait généralement pas.

Il nous semble donc absolument certain que dans ce type d'inflammation, produit par la présence de fibrine, tous les phénomènes histologiques se précipitent et acquièrent une rapidité d'évolution tout à fait particulière ; la fibrine, substance nutritive par excellence, paraît être un admirable milieu pour l'évolution des actes inflammatoires.

Cette rapidité d'évolution est encore démontrée par les phénomènes qui se montrent les jours suivants puisqu'*au dixième jour* toute trace du champignon fibrineux a disparu, et il ne reste qu'un épaississement fibreux de la plèvre. Sur les coupes de dix jours, on trouve en place du bloc de fibrine, un épaississement assez considérable du feuillet pleural ; ce nouveau tissu, sillonné de vaisseaux bien formés, à endothélium aplati comme dans tout capillaire adulte, est formé de cellules qui déjà tendent à prendre le type des cellules plates normales et sont séparées les unes des autres par des fibrilles de tissu conjonctif qui se colorent en violet rougeâtre par la thionine. Ce tissu est recouvert, du côté de la cavité, par un endothélium à plusieurs couches de cellules volumineuses et globuleuses. La fibrine n'est représentée que par quelques blocs encastrés dans le jeune tissu conjonctif, tout comme nous l'avons signalé déjà dans les autres types d'inflammation.

Ces faits établissent donc que l'introduction d'un bloc de fibrine aseptique dans la cavité pleurale d'un chien, détermine une vive irritation, l'adhérence du corps étranger à la faveur de fibrine nouvelle exsudée, sa pénétration par de nombreuses cellules conjonctives et endothéliales dont l'évolution aboutit rapidement à la formation de tissu conjonctif. Le bloc de fibrine constitue un admirable milieu nutritif, au sein duquel les réactions inflammatoires semblent évoluer avec une plus grande rapidité que dans tout autre type d'inflammation expérimentale. La fibrine provoque l'inflammation en tant que corps étranger ; très rapidement elle disparaît, absorbée par les leucocytes migrateurs, mais surtout par les éléments cellulaires conjonctifs et endothéliaux en prolifération, qui s'en nourrissent et acquièrent de ce fait une vitalité exceptionnelle.

Ces faits ressortent nettement de nos observations sur la plèvre, et des recherches de MM. Cornil et Carnot sur l'introduction de blocs de fibrine dans la cavité péritonéale. Ce furent ces considérations qui poussèrent ces auteurs (27) à introduire expérimentalement de la fibrine, dans des pertes de substance réalisées sur certains viscères tels que le foie ; il est en effet du plus haut intérêt de pouvoir préciser, si des substances nutritives, telles que la fibrine, le jaune d'œuf, la gélatine, introduites dans les plaies, sont capables d'augmenter la rapidité des phénomènes de réparation. Les résultats de ces travaux seront ultérieurement publiés.

B. — **Éponge.**

L'éponge est une substance éminemment perméable : il était donc rationnel de l'employer dans les inflammations expérimentales pour suivre l'évolution des lésions et observer les modifications cellulaires au contact du corps étranger. Comme la fibrine, elle se prête facilement à la pénétration, mais ne constituant pas une substance nutritive, elle devait résister à la résorption, ou tout au moins persister un certain temps en tant que corps étranger.

L'éponge doit être choisie dans les plus fines et dans celles qui ont été le mieux débarrassées de toute matière minérale, de crainte d'endommager le rasoir dans les coupes ultérieures. Un petit bloc est détaché, laissé un certain temps dans de l'eau bouillante, puis introduit dans la cavité pleurale du chien suivant la même technique que pour l'introduction d'un bloc de fibrine : Pleurotomie sans ablation de côte, fermeture par un double plan de sutures. Nos opérations ont toujours été menées avec les plus grandes précautions d'antisepsie et jamais nous n'avons eu la moindre trace de suppuration : nous considérons donc ces expériences de même que les précédentes, comme des types d'inflammation aseptique.

A l'autopsie, nous avons trouvé l'éponge adhérente en un point variable de la surface pleurale : il n'y avait jamais d'épanchement de liquide.

Des coupes fines d'éponge sont assez difficiles à réaliser ; nos meilleures préparations ont été obtenues après inclusion dans la paraffine par la méthode du vide.

Les phénomènes histologiques présentent la plus grande analogie avec ceux que nous avons décrits dans les paragraphes précédents. L'éponge se fixe en un point, par l'intermédiaire de fibrine exsudée qui se montre non seulement au niveau de la zone d'union, mais dans toute l'épaisseur de l'éponge. Histologiquement, l'éponge est constituée par des corpuscules de forme variable, fortement colorés par la thionine et qui sont des blocs de spongine, substance qui se rapproche par sa constitution de la cellulose; entre ces corpuscules se montre, dès les premiers jours, l'exsudat fibrineux, très reconnaissable à sa coloration bleu verdâtre par la thionine (fig. 1, pl. II) : il forme une première charpente dans laquelle monteront les grandes cellules connectives pour envahir toute l'éponge.

Les modifications que présentent l'endothélium et la trame pleurale au contact de l'éponge sont les mêmes que celles que nous avons déjà décrites : hypertrophie, relèvement des cellules endothéliales, prolongements protoplasmiques multiples, multiplication cellulaire, mobilité des nouvelles cellules, envahissement de l'éponge par les nouveaux éléments et par les leucocytes. La trame est épaissie, ses vaisseaux apparaissent nombreux et dilatés ; ce sont là les lésions de trois jours.

Après quatre jours, on trouve entre les corpuscules de l'éponge, de nombreux néo-vaisseaux qui sont à leur premier stade de développement : leur lumière est étroite à ce point qu'elle ne pourrait donner passage à un globule sanguin : les cellules bordantes sont à peine fixées les unes aux autres et sur certains points la paroi paraît comme interrompue.

L'évolution est manifestement plus lente qu'après l'introduction de fibrine, puisqu'au bout de trois jours seulement dans ces dernières inflammations, des vaisseaux néoformés apparaissent nombreux et parcourus par des globules sanguins.

Dans les jours qui suivent, le mécanisme de l'évolution ne présente rien de spécial. Les leucocytes de tout type, nombreux d'abord dans l'exsudat fibrineux, avant la montée des cellules endothéliales et conjonctives, semblent fuir devant l'envahissement de ces cellules, se réfugient dans les parties de l'éponge les plus éloignées, là où l'organisation n'existe pas encore. Avec les progrès de l'organisation ils diminuent de nombre dans des proportions considérables ; les uns rentrent dans la circulation, les autres se désintègrent, perdent leur protoplasma et leurs noyaux se morcellent. Ces leucocytes altérés se retrouvent entre les cellules connectives.

Aux sixième et septième jours les vaisseaux se montrent plus nombreux, leur lumière plus considérable et des globules remplissent leur cavité ; dans la fig. 1, planche II, qui représente une inflammation par éponge après 5 jours, existent deux néo-vaisseaux dont l'un contient seulement un globule blanc.

Aux neuvième et dixième jours se montrent des fibrilles conjonctives.

Nous n'avons pas eu à notre disposition des pièces de longue durée qui nous permettent de dire ce que deviennent les corpuscules de l'éponge après un mois et plus.

Description des cellules géantes. — La particularité la plus intéressante de l'inflammation pleurale, après introduction d'éponges dans la cavité, est la formation de nombreuses cellules géantes autour des corpuscules de spongine. Nous avions rencontré quelques-unes de ces cellules, dans l'inflammation par ligature, autour des fibrilles du fil, mais elles étaient toujours peu nombreuses et beaucoup moins volumineuses ; nous n'avions pu que fort mal les étudier, parce que, dans les coupes fines, après inclusion dans la paraffine, le fil se coupait fort mal et était enlevé presque toujours par le rasoir ; et dans les préparations il ne restait plus ni fibrilles du fil, ni cellules géantes. Au contraire, dans les préparations d'éponges, ces cellules se présentent admirablement pour l'étude, comme en témoigne la fig. 1, pl. II.

Les cellules géantes apparaissent, dès le quatrième jour, dans les parties de l'éponge les plus rapprochées de la plèvre, là où la végétation cellulaire est le plus avancée ; dans les jours suivants, elles se montrent dans toute l'épaisseur du bloc, leur marche suivant étroitement celle des grandes cellules connectives.

Elles se présentent sous l'aspect d'un bloc énorme de protoplasma, bourré de noyaux ; sur toutes nos préparations, *leur situation* nous est apparue toujours la même : elles sont au contact immédiat des blocs de spongine, leur sont accolées, se moulent sur leur forme tendant toujours plus ou moins à les englober. C'est là un caractère commun à toutes les cellules géantes inflammatoires obtenues expérimentalement ; elles se massent autour du corps étranger et l'englobent complètement, lorsqu'il est de volume restreint. Nous croyons que les espaces vides, dépourvus de toute espèce d'éléments, qui séparent quelquefois dans nos préparations et dans notre figure, les cellules géantes des blocs de spongine, ne sont que des vides factices, créés par les manipulations qu'a subies la pièce; le bloc de spongine présente une consistance plus grande que les parties voisines, il oppose plus de résistance au rasoir et il est facilement déplacé; quelquefois même, il est enlevé, disparaît complètement et la cellule géante n'englobe que sa place ; la forme même de la cellule, qui correspond toujours à celle de la masse de spongine, qu'il y ait ou non écartement, semble bien indiquer, qu'avant tout traumatisme, les deux éléments sont au contact immédiat. Il peut n'y avoir qu'une seule cellule géante, immense alors, pour un ou plusieurs blocs de spongine, telle que la cellule G (fig. 1 pl. II), ou bien au contraire, comme on le voit dans la même figure, deux ou plusieurs cellules géantes plus petites se présentent autour d'un seul corpuscule.

Le volume de ces éléments est très variable, comme on en peut juger dans la figure.

Leur forme prend les aspects les plus variés, en raison des pointes que pousse le protoplasma dans toutes les directions et surtout tout autour du corps étranger que la cellule tend à englober plus ou moins complètement; ces prolongements ne s'anastomosent jamais avec ceux des cellules voisines : ils suivent les bords du corpuscule, la cellule semble s'excaver et forme croissant, si le corps étranger n'est entouré qu'en partie : si la cellule réalise l'englobement complet, elle prend une forme annulaire irrégulière et figure assez bien une bague avec son châton.

Le protoplasma de ces cellules présente une affinité très marquée pour les matières colorantes ; c'est là un fait qui ne plaide guère en faveur des auteurs qui regardent les cellules géantes inflammatoires comme des éléments à vitalité amoindrie. Le protoplasma a une teinte bleue intense après l'action de la thionine. La coloration est notablement plus marquée que sur les autres éléments conjonctifs et endothéliaux. Cette différence de coloration se montre déjà sur les très petites cellules géantes qui n'ont que cinq à six noyaux, ce qui indique que ces cellules sont déjà chimiquement spécialisées. Dans la zone centrale de la cellule, le protoplasma est en partie masqué par la confluence des noyaux : sur les bords et au niveau des pointes, qui sont parfois uniquement protoplasmiques et sans noyaux, le protoplasma a une teinte plus claire ; souvent sa limite est peu nette et fort difficile à établir d'une manière précise ; il semble se fondre avec le corps des éléments voisins ou la substance interstitielle. Outre cette affinité pour les matières colorantes, le protoplasma de ces cellules possède comme autres propriétés : une extrême ductilité, d'où les changements de forme que ces éléments subissent pour s'accommoder aux variations que leur impose le mouvement de multiplication continu des noyaux : un pouvoir amiboïde et phagocytaire considérable, d'où les prolongements multiples, l'englobement des corps étrangers volumineux (éponge), l'absorption des éléments de petit volume (grains de vermillon, de poivre, de lycopode, d'encre de Chine), la digestion des particules assimilables (globules rouges et leucocytes).

Les noyaux qui occupent la plus grande partie de la cellule géante apparaissent clairs, nucléolés, réguliers, quelquefois arrondis, mais le plus souvent ovalaires. Leur nombre varie suivant le volume de l'élément ; il est de petites cellules géantes qui n'ont que huit à dix noyaux, il en est d'autres qui en contiennent cinquante, soixante et plus. Ces noyaux n'ont aucune tendance à prendre la disposition marginale si frappante dans les cellules géantes tuberculeuses ; ils sont disséminés dans le corps de la cellule et se voient au centre aussi bien qu'à la périphérie.

Il n'est pas rare de constater, dans l'intérieur de ces cellules géantes, *une ou plusieurs vacuoles* se traduisant par une zone incolore, arrondie ; ces vacuoles peuvent être vides, ou contenir des débris protoplasmiques ou nucléaires ; notre figure montre dans l'une des cellules géantes G', trois vacuoles, l'une est vide et les deux autres V, contiennent des débris cellulaires. Ces vacuoles sont beaucoup plus petites que celles que nous avons signalées dans l'endothélium pleural, au cours d'un certain nombre d'inflammations. Nous n'avons jamais constaté dans l'intérieur de ces vacuoles de globules rouges normaux, non altérés ; la présence de tels éléments a été cependant signalée par certains auteurs, et c'est sur cette observation qu'ils se basent pour soutenir le rôle vaso-formateur des cellules géantes inflammatoires. Nous ne saurions préciser quel est le rôle et la nature de ces vacuoles ; mais il paraît hors de doute, en raison du contenu du certaines d'entre elles, que les cellules qui les portent, sont phagocytaires ; nous reviendrons d'ailleurs sur cette question du phagocytisme des cellules géantes et des cellules connectives, en exposant, à la fin de ce paragraphe, quelques expériences entreprises spécialement dans le but d'étudier ce pouvoir phagocytaire.

Les plus anciennes pièces d'éponges que nous ayons examinées, n'avaient que dix jours ; il nous est donc impossible de dire ce que deviennent par la suite ces cellules géantes. Mais d'après d'autres pièces, il nous est apparu qu'elles sont très résistantes et persistent longtemps sans aucun changement. Nous avons retrouvé de ces cellules autour des fils d'une ligature costo-pulmonaire, dans une adhérence pleurale de vingt-cinq jours ; M. Cornil a constaté leur présence dans une paroi artérielle, deux mois après une ligature. Nulle part, nous n'avons trouvé de figure qui puisse être invoquée à l'appui du rôle vaso-formateur de ces éléments.

MM. Cornil et Carnot ont obtenu des cellules géantes absolument analogues à celles que nous venons de décrire, en introduisant des blocs d'éponge dans le parenchyme hépatique ; mais ils n'ont eu aucune pièce de longue durée, sur laquelle on puisse se baser, pour établir l'avenir de ces cellules.

Historique des cellules géantes inflammatoires expérimentales. — Les cellules géantes que nous venons de décrire n'ont évidemment rien à voir avec la tuberculose ; d'ailleurs la notion que toute cellule géante est d'essence tuberculeuse est depuis longtemps complètement abandonnée. Après les travaux de Langhans, de Schüppel et de Köster sur la cellule géante tuberculeuse, surgirent toute une série de publications qui établirent l'existence de cellules analogues dans les produits pathologiques les plus divers (Steudener, Brodowsky, Jacobson, Baumgarten, Browicz, Unna, Rindfleisch, Lichteim, etc.). Puis de nombreux expérimentateurs produisirent des cellules géantes à volonté, en introduisant des corps étrangers de toute sorte, dans les séreuses ou sous la peau d'animaux vivants. Ce sont les principaux de ces travaux que nous allons rappeler, dans le but d'élucider quelques questions dont nous n'avons pas encore parlé, à savoir le rôle et la genèse de ces cellules géantes.

Ziegler (128) a tout particulièrement fait usage de petites lamelles de verre rectangulaires à bords mousses, ayant de 10 à 20 millimètres de long, 10 millimètres de large et recouvertes chacune d'un fin couvre-objet de dimensions un peu moindres et fixé avec de la colle à porcelaine. Ces lamelles étaient introduites sous la peau, dans les grandes cavités séreuses de chiens et de lapins, et dans un grand nombre d'expériences, dans le tissu cellulaire de l'aine du chien. Du dixième au vingtième jour en général, Ziegler retirait ces lamelles, et après les avoir délicatement lavées, il les mettait dans l'acide osmique à 1 pour 100 pendant quarante-huit heures, puis dans la glycérine à l'alcool, et enfin dans de la glycérine pure. Après soixante-cinq expériences diverses, l'auteur arrive aux conclusions suivantes : déjà au bout de quelques jours, six à sept, des globules blancs forment une mosaïque entre les lamelles, puis du huitième au vingt-cinquième jour, il se forme un tissu réticulé dans lequel apparaissent les cellules géantes ; ces éléments se forment d'une façon indiscutable par la prolifération et la fusion des cellules lymphatiques ; ils sont vaso-formateurs et donnent naissance non seulement à des vaisseaux, mais même à du tissu conjonctif. La spécificité tuberculeuse de la cellule géante est une notion fausse.

Weiss de Padoue (127) a expérimenté sur des chiens et des pigeons; il introduisait sous la peau des cheveux, des fils de coton qu'il retirait au bout de quinze à vingt jours : dans tous les cas, il a retrouvé des cellules géantes à leur surface et dans les tissus environnants. Comme Ziegler, il nie la spécificité tuberculeuse, mais, contrairement à lui, il fait une distinction radicale entre les globules blancs et les cellules de granulation ou cellules embryonnaires. Il admet que les cellules géantes se forment aux dépens et par fusion de ces derniers éléments, qu'elles ne se transforment jamais ni en tissu conjonctif, ni en vaisseaux, mais qu'elles succombent à la dégénérence graisseuse, même quand elles paraissent se trouver dans les meilleures conditions de prolifération.

Aufrecht (5) faisant l'étude de billes d'ivoire qui avaient servi au traitement de pseudarthroses, admet comme Weiss que les cellules géantes sont dues au fusionnement des cellules conjonctives.

Jacobson (56), qui signala l'existence des cellules géantes dans les granulations des plaies de bonne nature, les considère comme le résultat de l'accumulation et de l'agrégation des globules blancs du sang.

Hippolyte Martin (73) expérimentant sur le lapin, détermina des pseudo-tubercules pulmonaires avec cellules géantes, au moyen d'injections poussées par la veine jugulaire vers le cœur droit : il employa l'huile de croton, la poudre de cantharides, le poivre de Cayenne, la poudre de lycopode. En plus de la production de cellules géantes, l'auteur signale des modifications intéressantes dans le tissu conjonctif de nouvelle formation qui apparaît autour des corps étrangers. « De nombreux néo-capillaires s'y trouvent : c'est même l'élément vasculaire qui frappe tout d'abord l'attention, au point de simuler, par places, de véritables tumeurs érectiles. Pour expliquer ces néo-vaisseaux on doit admettre, croyons-nous, soit un bourgeonnement rapide des vaisseaux anciens, soit une vascularisation indépendante aux dépens d'une multitude de grandes cellules qui existent partout, dispersées dans le tissu morbide. » En faveur de la réalité de ce dernier mode de formation, l'auteur rapporte que dans un cas où l'injection du poumon fut faite, le bleu de Prusse ne put pénétrer dans les néo-vaisseaux. « Tous ces capillaires se forment-ils sur place aux dépens des grandes cellules ? le fait est possible. Toutes ces cellules sont munies de longs prolongements, qui ne sont peut-être que des cordons angioplastiques ; beaucoup d'entre elles contiennent même dans leur protoplasma et mêlés au noyau, un nombre considérable de globules du sang ; mais ces globules, le plus souvent déformés ou morcelés, ne sont pas de formation nouvelle : ils ont été simplement englobés dans la cellule en mouvement. »

Ces faits concordent absolument avec les phénomènes que nous avons pu constater nous-même dans nos pièces : néoformation vasculaire considérable avec deux modes d'origine, le bourgeonnement des vaisseaux préexistants et la formation sur place, indépendante pendant un certain temps de la circulation générale ; nous n'avions pu faire d'injections pour établir matériellement ce dernier mode de formation ; l'expérience relatée par Hippolyte Martin comble cette lacune.

Dans un travail ultérieur (74) le même auteur fait connaître les phénomènes qui se sont produits après l'injection dans la cavité abdominale des mêmes corps étrangers (poudre de lycopode, poudre de cantharides, poivre de Cayenne, etc.); il signale dans toutes ses expériences la production de cellules géantes. Le plus grand nombre d'entre elles ont absorbé des fragments de la poudre injectée : elles sont phagocytaires. Dans les expériences où les corps étrangers étaient introduits en très grande quantité, pour provoquer une très vive irritation, l'animal mourait rapidement de péritonite aiguë, souvent avec des lésions suppuratives, et toujours sans une seule cellule géante.

En ce qui a trait à l'origine de ces cellules, l'auteur croit qu'elles proviennent des cellules lymphatiques. « La poudre de lycopode n'est qu'un corps inerte : englobée dans une cellule lymphatique, elle en irrite le protoplasma, fait proliférer le noyau et transforme ainsi l'élément en un myéloplaxe ; lorsque le corps étranger n'a qu'un pouvoir irritant faible (poudre de lycopode) il est englobé et ne produit qu'une seule cellule géante ; s'il jouit de propriétés plus énergiques (poivre), quoique englobé dans une cellule géante, il détermine la production d'autres cellules géantes dans le voisinage de la première. » Pour ce qui est de leur rôle, Hippolyte Martin partage l'avis des histologistes, qui considèrent les cellules géantes expérimentales comme vaso-formatives : « Les preuves à l'appui de l'opinion qui considère les cellules géantes en général, comme étant vaso-formatives, s'accumulent tous les jours, et il est de plus en plus probable qu'un accident de nutrition, un arrêt de développement peuvent seuls empêcher leur évolution vers l'état vasculaire. On peut conclure que, s'il n'est pas démontré que toutes les cellules géantes dues à des corps étrangers sont vaso-formatives, du moins quelques-uns de ces éléments ont bien une destination semblable, puisque nous avons observé des spécimens de cette nature. »

Laulanié (62) a étudié les altérations produites dans le poumon du chien par les œufs du strongylus vasorum ; il constata la présence de nombreuses granulations ; le centre était occupé par une cellule géante creusée d'une cavité qui renfermait un œuf ou un embryon.

Dans un autre travail (63), le même auteur étudie en détail les cellules géantes de toute nature ; nous ne retiendrons que les conclusions ayant rapport aux cellules géantes inflammatoires qui se forment après l'introduction de corps étrangers. « Les cellules géantes inflammatoires se constituent aux dépens des éléments conjonctifs et endothéliaux ; quant à la participation des leucocytes, elle doit être fort rare, sinon douteuse. » Quant au mécanisme même de la formation, l'auteur estime que le processus le plus commun est celui de la multiplication des noyaux d'un élément unique ; ce ne serait que plus rarement qu'on observerait la formation de la cellule géante par la fusion de cellules distinctes. Jamais il n'a constaté la présence de vacuoles dans l'intérieur de ces cellules ; il n'admet pas leurs propriétés vaso-formatives. Si variées que soient les circonstances où l'on constate leur apparition, on ne les rencontre que dans les cas où la prolifération inflammatoire affecte des allures torpides et paresseuses qui dépendent soit de la mollesse de l'irritation, soit de la paresse réactionnelle des tissus. C'est principalement dans les irritations continues et peu intenses, qu'on les voit survenir. C'est là, dit-il, leur caractéristique ; elles traduisent la marche laborieuse et languissante des processus qu'elles accompagnent. Jamais ces cellules ne présentent de signes de division ; elles sont incapables de faire souche. Elles résultent d'une prolifération dont l'énergie s'épuise exclusivement sur le noyau et ne peut atteindre le protoplasma. L'auteur partage complètement l'opinion de Weigert, pour qui ces cellules sont une anomalie résultant d'un arrêt et non d'un excès de développement.

Il ressort de tous ces travaux parus sur les cellules géantes inflammatoires, que l'accord est loin d'être fait entre les auteurs *sur l'origine et le rôle de ces éléments.*

Les uns les considèrent comme provenant de la fusion d'un certain nombre de cellules préexistantes (Weiss, Aufrecht, Ziegler, Jacobson), les autres y voient le résultat de la prolifération du noyau d'une cellule unique (Brodowsky, Colomiatti). S'il s'agit de préciser la nature des éléments qui forment la cellule géante soit par fusion, soit par simple hyperplasie nucléaire, ce sont des cellules lymphatiques, des leucocytes pour les uns (Ziegler, Jacobson, Hipp. Martin), des cellules conjonctives ou endothéliales pour les autres (Weiss, Aufrecht, Laulanié).

Le rôle et la fonction ne soulèvent pas moins de divergences. Certains regardent les cellules géantes comme des éléments angioplastiques, vaso-formateurs (Ziegler, Brodowski, Aufrecht, Hipp. Martin) ; d'autres, s'inspirant des faits qui touchent à l'histoire des myéloplaxes, en font des agents de résorption (Langhans) ; enfin il en est qui les considèrent comme des éléments déchus et frappés de dégénérescence dès leur formation.

Il est très vraisemblable, suivant l'avis d'un certain nombre d'auteurs (Julius Arnold, Laulanié), qu'aucune théorie ne rallie tous les cas et qu'il est nécessaire d'être éclectique. Les cellules géantes inflammatoires pourraient très bien différer totalement dans leur origine et dans leur rôle, suivant les conditions expérimentales dans lesquelles elles sont réalisées. A ne nous en tenir qu'à nos expériences personnelles, il nous paraît que les cellules géantes que nous avons obtenues par l'introduction de blocs d'éponge dans la cavité pleurale, sont des cellules d'origine conjonctive dont la multiplication du noyau ne s'est pas accompagnée de segmentation du protoplasma.

Elles nous paraissent cellules connectives, c'est-à-dire dérivant des cellules de l'endothélium ou des cellules fixes de la trame pleurale, pour les trois ordres de raisons suivants : *a*) on peut saisir tous les intermédiaires, en tant que volume et nombre des noyaux, entre les cellules géantes et les cellules connectives qui forment le tissu d'organisation autour du corps étranger ; on voit très fréquemment des cellules volumineuses contenir de un à cinq noyaux, tout en gardant leur forme fusiforme ou étoilée et leurs anastomoses protoplasmiques avec les cellules voisines.

b) Les cellules géantes comme les cellules connectives des tissus inflammatoires présentent de nombreux prolongements protoplasmiques, des vacuoles qui apparaissent dans l'intérieur du protoplasma, des noyaux ovoïdes ou arrondis qui restent clairs après l'action de la thionine, contrairement aux noyaux lymphatiques qui toujours prennent fortement la matière colorante.

c) Enfin ces cellules géantes ne se montrent jamais aux quatrième et cinquième jours dans les parties centrales de l'éponge où cependant les leucocytes sont nombreux ; elles n'existent que là où l'organisation est manifeste, là où sont arrivées les cellules connectives.

D'autre part, ces cellules géantes conjonctives nous ont paru résulter, non pas d'une agglomération d'éléments, mais bien de la prolifération nucléaire d'une seule cellule ; il est d'observation courante dans nos préparations de rencontrer des cellules conjonctives dont le noyau s'est divisé par le mécanisme de la division directe : un certain nombre de noyaux se montrent dans la même cellule, tassés soit dans le sens transversal, soit dans le sens longitudinal (aspect en côtes de melon) ; ces noyaux ne tardent pas à se séparer les uns des autres : c'est alors que le protoplasma, ou bien se segmente à son tour et une série d'éléments nouveaux sont formés, ou bien au contraire reste inactif sans aucune participation à l'activité nucléaire ; la cellule prend alors un aspect plus ou moins sphérique, les noyaux continuent à se multiplier, la cellule géante est constituée.

Un autre argument en faveur de l'origine unicellulaire de ces cellules géantes se tire de l'examen même de ces éléments. Leur aspect ne donne en rien l'idée d'une agglomération de cellules : leur protoplasma est parfaitement homogène, leurs noyaux arborescents et disposés régulièrement.

Phagocytisme des cellules géantes et des cellules connectives. — Dans toutes les variétés d'inflammation que nous avons réalisées expérimentalement, il nous a été facile de constater, sur les préparations, qu'un grand nombre de cellules connectives organisatrices contenaient dans leur intérieur des débris de globules rouges et de leucocytes ; elles paraissaient manifestement jouir de propriétés phagocytaires : les cellules géantes que nous avons obtenues autour des blocs d'éponge présentaient les mêmes caractères; elles étaient souvent vacuolaires et dans ces vacuoles il était fréquent de rencontrer des débris divers. Dans le but de préciser ce rôle phagocytaire, nous avons institué quelques expériences de contrôle. Un certain nombre des éponges, qui furent introduites dans la cavité pleurale de chiens, séjournèrent au préalable, quelques instants, dans un liquide bouillant qui tenait en suspension une matière colorée quelconque; nous avons employé plusieurs fois l'encre de Chine, mais il est préférable de se servir de vermillon, les grains rouges ressortant sur les préparations plus nettement que les particules de noir. Lorsqu'après plusieurs jours, l'animal était sacrifié, le microscope démontrait qu'une grande partie des corpuscules d'encre de Chine avaient été incorporés par les éléments cellulaires qui formaient dans l'intérieur de l'éponge un jeune tissu d'organisation. Les leucocytes polynucléaires et les gros mononucléaires en étaient littéralement farcis, mais d'autre part les grandes cellules étoilées ou fusiformes, à noyaux clairs et ovoïdes, à longs prolongements anastomosés en contenaient également une grande quantité, disséminée dans le protoplasma. Dans les cellules géantes, les grains noirs se montraient entre les noyaux ou dans les vacuoles du protoplasma. Tous les éléments cellulaires, qu'ils fussent des leucocytes, ou des cellules connectives dérivées de l'endothélium pleural, de la trame conjonctive, ou de l'endothélium vasculaire, contenaient des grains colorés : tous sont donc phagocytaires.

Un certain nombre d'auteurs refusent aux cellules fixes le pouvoir phagocytaire, et comme le fait d'observation est indiscutable ils en concluent que, si les cellules du jeune tissu d'organisation renferment des granulations de matière colorante, c'est qu'elles décrivent des leucocytes, en d'autres termes que les leucocytes sont susceptibles de se transformer en cellules fixes. Avant de poser cette conclusion il serait bon cependant de prouver que la cellule connective ne peut pas être phagocytaire. Pour Metchnikoff, seules les cellules mobiles peuvent exercer la phagocytose ; mais les cellules fixes, sous l'influence de l'inflammation, deviennent cellules mobiles, surtout dans leur descendance. Les cellules qui se montrent dans nos préparations chargées de particules de noir, qu'elles soient cellules endothéliales ou cellules conjonctives issues de la trame, ne sont plus des éléments normaux, des éléments fixes, mais bien de grandes cellules allongées, à noyaux bourgeonnant ou multiples, pourvues de longs prolongements, cellules préexistantes modifiées, ou cellules de nouvelle formation auxquelles l'irritation a donné la propriété de se déplacer, de devenir mobiles en suivant les filaments de fibrine.

C. — Corps étrangers divers.

En dehors de la fibrine et des éponges, nous devons signaler quelques cas d'inflammation pleurale obtenus par des rondelles de moelle de sureau, par une aiguille laissée dans le poumon, par une injection de liquide tenant en suspension des particules d'encre de Chine.

Des rondelles de moelle de sureau furent introduites dans la cavité pleurale, après avoir passé une demi-heure, les unes dans de l'eau à 100°, les autres dans du bichlorure de mercure à 1 pour 1000 bouillant. Bien que la technique et les mesures d'antisepsie fussent absolument les mêmes, les résultats furent dissemblables, dans trois cas où ce corps étranger fut employé. Dans un premier cas, la rondelle fut retrouvée dans l'intérieur même de la paroi intercostale ; les sutures profondes avaient été défectueuses et le corps étranger avait été en partie rejeté. Dans un deuxième cas où une rondelle avait été introduite en même temps que des blocs d'éponge, la moelle de sureau fut retrouvée libre dans la cavité pleurale, tandis que l'éponge était adhérente sur la plèvre pulmonaire.

Enfin, dans un troisième cas (observation XIII) où l'animal fut sacrifié après quatre jours, la plèvre était le siège d'une inflammation intense et la cavité contenait un quart de litre à peu près d'un liquide sanguinolent ; les deux rondelles de moelle de sureau, dont l'une avait été stérilisée à l'eau bouillante, l'autre au sublimé, furent retrouvées libres dans la cavité, nageant à la surface du liquide ; elles étaient enveloppées d'une épaisse couche de fibrine, dans laquelle on trouvait au microscope des leucocytes et de nombreuses grandes cellules fusiformes anastomosées ; ces cellules provenaient très certainement de la surface pleurale, ce qui indiquait que le corps étranger, à un moment donné, avait été adhérent et s'était ensuite détaché. Aucun élément cellulaire n'existait dans l'intérieur de la moelle de sureau, qui ne se laisse d'ailleurs pénétrer ni par les cellules endothéliales et les leucocytes, ni par la paraffine.

Les plèvres pulmonaires et pariétales étaient recouvertes de très nombreuses fausses membranes fibrineuses.

Les lésions histologiques sont décrites en détail dans l'observation XIII qui concerne ce cas. Qu'il nous suffise de dire qu'elles reproduisaient absolument les désordres que nous avons signalés dans les inflammations par le thermocautère et le nitrate d'argent. La fibrine se présentait sur les plèvres en couches stratifiées aréolaires ou lamellaires, les cellules endothéliales et conjonctives étaient disposées entre chaque couche en assises parallèles à la surface de la plèvre ; les leucocytes peu nombreux étaient disséminés dans le réseau fibrineux ; la fibrine s'était donc formée par couches successives, prenant naissance dans la profondeur et entraînant avec elles les éléments cellulaires de la surface pleurale. A la base de la fausse membrane les néo-vaisseaux apparaissaient déjà nombreux et remplis de sang. Un certain nombre étaient rompus et avaient donné naissance à des extravasations abondantes de globules rouges ; les vaisseaux préexistants étaient très dilatés, tous les éléments cellulaires de la plèvre ancienne très hypertrophiés, en multiplication active, la substance interstitielle disparue et remplacée par de la fibrine.

Au cours d'une opération où nous nous proposions une ligature costo-pulmonaire, il nous est arrivé de casser l'aiguille dans la plaie. L'animal fut sacrifié après six jours. L'aiguille fut trouvée incluse complètement dans le parenchyme pulmonaire, chacune de ses extrémités venant affleurer au niveau de la surface pleurale. Il n'existait ni adhérence, ni épanchement de liquide. Tout le bloc pulmonaire qui avoisinait l'aiguille était induré et la plèvre à ce niveau était irritée, recouverte de fausses membranes. L'examen histologique de cette pièce est relaté dans l'observation XIV. Le poumon présentait des lésions de pneumonie traumatique, et la plèvre pulmonaire le type inflammatoire exsudatif, avec stratifications de fibrine.

Dans un autre cas, nous avons réalisé une inflammation pleurale par l'injection de 2 centimètres cubes d'encre de Chine liquide ; nous nous proposions de pousser l'injection dans la cavité pleurale; mais comme nous n'avions pas encore remplacé l'aiguille ordinaire, par une douille de trocart à extrémité mousse, la pointe de l'aiguille pénétra dans le parenchyme pulmonaire, les granulations étrangères déterminèrent une pneumonie traumatique et une réaction inflammatoire de la plèvre sus-jacente. Les lésions sont décrites dans l'observation XII. Ce cas nous démontra comme ceux où nous avions employé des éponges imbibés d'encre de Chine, que la phagocytose n'est pas une propriété particulière aux leucocytes, qu-elle appartient également aux cellules conjonctives et endothéliales modifiées par l'inflammation.

CHAPITRE V

L'inflammation pleurale septique.

Au début de nos recherches, nous nous étions proposé de mener parallèlement l'étude de l'inflammation pleurale aseptique et celle de l'inflammation septique ; mais l'expérimentation qui nous a permis de suivre jour par jour le processus inflammatoire aseptique, qu'il soit adhérentiel ou exsudatif, ne nous a donné que de mauvais résultats pour l'inflammation microbienne.

Notre but était, étant donné un microbe de virulence connue, de reproduire chez le chien une inflammation septique par inoculation dans la cavité pleurale et d'examiner les lésions dans leur évolution, comme nous l'avions fait pour les types inflammatoires aseptiques.

Nous avons employé des cultures de pneumocoques, de staphylocoques et de bactéridies charbonneuses.

Les cultures de pneumocoques étaient des cultures jeunes de deux et trois jours, très virulentes pour la souris blanche : inoculées dans le poumon du chien à la dose de 3 et 5 centimètres cubes, elles ne donnèrent que des lésions nodulaires, hémorrhagiques qui ne ressemblaient en rien à la pneumonie vraie ; la plèvre ne présentait aucune lésion ; des injections de sérosité recueillie à l'autopsie de sujets morts de pneumonie, par section et expression du poumon hépatisé, ne donnèrent pas de meilleurs résultats.

Une culture de staphylocoque, qui tuait le lapin en vingt-huit heures après inoculation de 1 centimètre cube dans la veine de l'oreille, n'a produit aucun résultat sur la plèvre du chien, après inoculation dans la cavité de la séreuse de 4 centimètres cubes de culture.

Une culture de charbon, qui tuait le cobaye en trente-six heures après injection de 1 centimètre cube dans la plèvre, n'amena aucune lésion pleurale chez le chien, après inoculation de 4 centimètres cubes ; cependant, quand il fut sacrifié au sixième jour, il ne mangeait plus, perdait tout son poil et paraissait profondément touché ; la bactéridie charbonneuse fut retrouvée en abondance dans le sang.

Malgré ces résultats négatifs, nous tenions cependant à comparer l'inflammation pleurale septique et l'inflammation aseptique pour en noter les différences histologiques. Dès lors, nous avons été astreint à nous contenter, pour l'inflammation pneumococcique, des pièces recueillies à l'autopsie d'hommes qui avaient succombé à la pneumonie, et pour les autres inflammations septiques, des ligatures costo-pulmonaires de chien qui avaient suppuré, et des pleurésies suppuratives non tuberculeuses de l'homme, que nous avons pu recueillir au hasard des autopsies. Toutes les conditions étaient beaucoup moins favorables pour l'étude histologique, puisque les pièces humaines ne peuvent être recueillies que vingt-quatre ou trente-six heures après la mort, et que d'autre part on ne peut jamais préciser exactement la durée des lésions.

A. — L'Inflammation pleurale au cours de la pneumonie de l'homme.

Lésions macroscopiques. — Nous avons étudié systématiquement toutes les pleuro-pneumonies qui se sont présentées à la salle d'autopsie de l'Hôtel-Dieu pendant l'année 1897.

Généralement la mort survient du septième au douzième jour. On peut cependant se rendre compte de ce que sont les lésions pleurales au début, parce qu'on trouve presque toujours, à côté de lésions avancées avec fausses membranes, des régions où l'inflammation ne fait que commencer, où la plèvre présente comme toute lésion la disparition de son poli et l'aspect « en langue de chat ».

Le poumon présente avec la plèvre la plus étroite solidarité pathologique ; il est de règle que l'inflammation de l'un des organes retentisse sur l'autre et en fait le poumon, qu'il soit atteint de pneumonie, de tuberculose, de gangrène, d'infarctus, pour peu que les lésions soient superficielles, réagit sur son enveloppe et donne naissance, suivant son affection, à un type spécial de pleurésie ; de même dans les pleurésies primitives, qu'elles soient a frigore ou expérimentales, le poumon n'échappe pas à l'inflammation et les alvéoles superficiels sont atteints. « Si la pneumonie détermine une pleurésie secondaire, la pleurésie primitive s'accompagne toujours aussi d'une pneumonie très superficielle qui passe inaperçue à un examen incomplet » (Cornil et Ranvier).

C'est dans cette intime solidarité que réside la cause des lésions pleurales constantes dans la pneumonie de l'homme. A l'autopsie d'un sujet qui a succombé à une pneumonie, sauf les cas rares où l'hépatisation constitue un bloc central n'intéressant pas la périphérie, les lésions de la plèvre sont constantes et variées.

A un premier stade, la plèvre extrêmement congestionnée, a perdu sa transparence et son poli ; sa surface est irrégulière, tomenteuse, du fait du dépôt par places d'une mince pellicule fibrineuse, mollasse, rougeâtre, fragile, peu adhérente.

A un degré plus avancé, la plèvre est recouverte de fausses membranes fibrineuses ; généralement blanches et transparentes dans la pleurésie ordinaire, elles sont dans la pneumonie plus opaques et plus jaunes ; elles occupent des espaces limités ou s'étendent en nappe continue sur la surface de la plèvre ; souvent elles se stratifient en lamelles facilement séparables ; leur surface est parfois ondulée comme celle d'une couche de sable, ou tomenteuse, mamelonnée comme un épiploon peu chargé de graisse (Laennec). Elles sont très friables, se détachent facilement, laissant à découvert les vaisseaux pleuraux très dilatés, saillants, et la séreuse moins transparente qu'à l'état normal et légèrement épaissie.

A l'état le plus marqué du processus, ces fausses membranes peuvent être très épaisses et atteindre 7 à 8 millim. ; de plus elles deviennent, du fait de l'organisation, notablement plus adhérentes et moins friables. Ces lésions diverses, qui correspondent à des stades différents, se trouvent généralement réunies chez le même sujet.

La plèvre pariétale peut échapper à l'inflammation, mais le plus souvent, elle est atteinte des mêmes lésions, quoique la circulation y soit tout à fait indépendante de celle de la plèvre pulmonaire.

En dehors de la pleurésie sèche, on peut encore trouver à l'autopsie de pneumoniques des épanchements séreux ou purulents. Les pièces de pleurésie métapneumonique, qu'il nous a été donné d'observer, concernaient toutes des inflammations purement exsudatives à fausses membranes, sans qu'il y ait la moindre trace de liquide séreux ou purulent. La description histologique que nous allons donner ne concerne donc que le type « pleurésie sèche ».

Lésions microscopiques. — Les premières modifications pleurales, amenées par l'inflammation pneumococcique, portent principalement, comme dans tous les types que nous avons décrits jusqu'ici, sur l'endothélium.

A un premier stade qui correspond aux lésions macroscopiques de la plèvre rugueuse, dépourvue de son poli normal, on trouve un ruban de fibrine exsudée à la surface du poumon, recouvrant un endothélium dont les éléments, au lieu de rester aplatis, se tuméfient et se relèvent dans l'exsudat qui contient déjà des leucocytes polynucléés et des globules rouges.

Ces cellules relevées, entourées et séparées les unes des autres par de la fibrine coagulée en petits grumeaux, dont les unes sont allongées, les autres globuleuses, forment une couche continue, un revêtement complet ; la ligne de séparation de ces éléments et de l'exsudat fibrineux, nettement indiquée par la différence de coloration due à la thionine, est généralement irrégulière, semée de dépression, car les cellules se relèvent perpendiculairement ou obliquement dans la fibrine, et en raison de l'hypertrophie de leur protoplasma, quelques-unes sont par une moitié dans la trame conjonctive, par l'autre dans la fibrine.

Au-dessous de l'endothélium les cellules de la trame conjonctives, minces et plates à l'état normal, se tuméfient, leur protoplasma s'accroît, leurs anastomoses s'accentuent et se dessinent au mieux ; ces lésions sont surtout manifestes autour des vaisseaux sanguins gorgés de sang ; tout le tissu conjonctif est infiltré de leucocytes polynucléés.

A un deuxième stade où les lésions inflammatoires sont plus marquées et correspondent macroscopiquement à ces fausses membranes plus ou moins épaisses, mollasses et peu adhérentes, on trouve les lésions histologiques dont la fig. 2 de la planche IV donne le dessin.

Au-dessus des alvéoles pulmonaires hépatisés, la plèvre se montre avec un volume considérable. Le phénomène capital, qui frappe dans toutes les préparations d'inflammation pleurale métapneumonique et appartient en propre à ce processus, ne se retrouvant qu'esquissé dans les autres types inflammatoires, est l'extrême vascularisation de la couche profonde de la plèvre ; il se montre là une zone constituée par une série de vaisseaux coupés transversalement, remplis de globules sanguins, vaisseaux très dilatés qui souvent se touchent tous, sont tassés les uns contre les autres et forment une couche continue, un véritable lac sanguin. Ces vaisseaux sont limités par un endothélium tuméfié, apparaissant très nettement ; les cellules sont hypertrophiées, contiennent des noyaux en prolifération, sont bien isolées entre elles et se tiennent seulement par leurs extrémités effilées, tant le vaisseau est dilaté ; dans ces vaisseaux se montrent des globules rouges serrés les uns contre les autres et quelques leucocytes.

Cette bande, qui donne l'aspect d'un tissu caverneux, se trouve située à la face profonde de la plèvre pulmonaire, entre elle et les parois alvéolaires : elle occupe cette zone que nous avons décrite sous le nom de tissu sous-pleural. Cette région renferme toujours des particules de charbon, des vaisseaux nombreux mais peu apparents à l'état normal et un tissu interstitiel très lâche, prenant à peine la matière colorante ; aussi se présente-t-elle sous la forme d'une bande claire, qui ressort très bien dans les inflammations expérimentales (voir fig. I, pl. I, la zone située entre P et PV), la trame pleurale et la paroi alvéolaire étant, de par l'inflammation, hypertrophiées et fortement colorées. C'est cette zone qui, dans la pneumonie humaine, se présente comme un lac sanguin, tous les vaisseaux étant portés à leur maximum de dilatation : autour d'eux on trouve de nombreuses particules charbonneuses qui indiquent bien que l'on n'est pas encore dans la plèvre, mais à sa limite, d'assez nombreux leucocytes et des cellules connectives étoilées ou fusiformes disposées irrégulièrement.

La trame située au-dessus de cette zone vasculaire est fortement irritée : le tissu interstitiel s'est gonflé, s'est tuméfié, prend mal la substance colorante et se distingue souvent très difficilement ; les cellules se sont hypertrophiées, ont proliféré activement par division directe, et par suite ont augmenté dans des proportions considérables de nombre et de volume. Ces cellules, largement anastomosées, sont disposées assez régulièrement, par assises parallèles à la fausse membrane sus-jacente ; entre elles se montrent toujours des leucocytes et souvent des globules rouges sortis par diapédèse ou par effraction du sytème vasculaire : tous les vaisseaux de cette trame sont dilatés, gorgés de sang et forment trois ou quatre couches superposées. Dans certaines pièces on peut voir l'infiltration fibrineuse gagner cette couche conjonctive sous-endothéliale : la fibrine apparaît par blocs entre les vaisseaux et les éléments cellulaires (observation XVII). Il s'est produit un véritable épanchement de fibrine, de globules rouges et de leucocytes, au milieu duquel végètent les éléments cellulaires conjonctifs. A la limite de la trame et de la fibrine, on trouve une couche continue de grandes cellules dont les prolongements suivent les filaments fibrineux : cette couche représente l'ancien endothélium et ses éléments ne diffèrent pas des cellules connectives sous-jacentes.

Nous arrivons à la fausse membrane fibrineuse : après l'action de la thionine, elle tranche nettement par sa coloration vert clair ou bleu verdâtre sur la trame pleurale qui a une teinte violet rougeâtre. La fibrine est disposée suivant un type que nous avons déjà étudié dans les inflammations par le thermo-cautère et le nitrate d'argent : elle est stratifiée, elle forme une série de couches superposées qui se distinguent facilement les unes des autres par leur différence de constitution et de coloration ; de ces couches, les unes sont formées de fibrilles disposées parallèlement à la surface de la séreuse et constituant comme une lame dont la coloration est franchement verte (B. fig. 2, pl. 4) : les autres sont dues à l'agglomération de fibres aréolaires dont la coloration n'est plus vert clair, mais bleu verdâtre ou bleu pâle (A. C. D. fig. 2, pl. 4). Ces couches, comme l'indique nettement leur structure différente alternativement aréolaire et lamellaire, se sont formées successivement par une exsudation continue de fibrine au niveau de la surface pleurale, chaque nouvelle couche repoussant vers la cavité celle qui s'est formée précédemment ; les couches les plus nouvelles sont donc les plus profondes et les superficielles sont les plus anciennes : ce n'est que dans les cas où il existe un épanchement dans la cavité, que de la fibrine provenant du liquide peut se déposer superficiellement.

Au fur et à mesure que la fibrine est repoussée de la profondeur à la périphérie, elle entraîne mécaniquement avec elle les cellules endothéliales et connectives qui forment à la surface de la trame une couche continue en rapport avec l'exsudat ; aussi trouve-t-on entre chaque couche fibrineuse une assise de grandes cellules connectives, dirigées parallèlement à la surface pleurale, anastomosées les unes avec les autres par leurs prolongements (voir fig. 2, pl. 5). C'est là, la même disposition que dans les exsudats stratifiés produits par une cause aseptique, telle que le thermo-cautère, ou le nitrate d'argent. Mais nous sommes ici en présence d'une inflammation septique, et quelle différence dans le nombre et le volume de ces cellules connectives : elles sont de volume restreint, leur protoplasma est peu abondant, leurs prolongements sont très courts, si bien que les cellules sont souvent isolées les unes des autres : elles ne forment qu'une seule couche entre chaque zone fibrineuse et elles sont très clairsemées dans l'épaisseur même de ces zones : on ne retrouve plus, comme dans les exsudats stratifiés aseptiques, ces riches réseaux de volumineuses cellules qui établissent, perpendiculairement à la surface de la plèvre, des anastomoses entre les différents plans cellulaires.

La différence est encore bien plus marquée, si l'on compare cet exsudat, que l'on trouve aux huitième et neuvième jours d'une pneumonie, à celui que donne, après quatre jours, la ligature costo-pulmonaire où les cellules conjonctives s'entrecroisent dans toutes les directions, formant un lacis inextricable. Mais si les cellules endothéliales et connectives sont comme arrêtées dans leur développement et leur multiplication, en revanche les leucocytes sont beaucoup plus abondants. Dans les inflammations aseptiques, ils étaient peu nombreux, souvent altérés et en désintégration : dans la pleurite pneumococcique, ils existent partout, aussi bien dans l'épaisseur des zones fibrineuses, que dans les régions où ces zones se raccordent : ils sont généralement à leur maximum d'abondance dans la zone la plus superficielle, celle qui est en rapport avec la cavité pleurale ; à ce niveau, la fibrine est le plus souvent disposée en aréoles, à parois mal limitées ou interrompues, dont les cavités sont remplies de leucocytes formant plusieurs rangs d'épaisseur, sans que l'on puisse noter la présence d'un seul élément conjonctif. Ces leucocytes sont faciles à distinguer des cellules endothéliales et connectives, si toutefois l'on a soin de se servir d'un grossissement suffisant ; ils sont mono ou polynucléaires : leurs noyaux prennent fortement la matière colorante : le diamètre de l'élément est de 9 à 11 μ ; ces caractères permettent de différencier ces leucocytes, des cellules connectives dont le volume atteint 20 à 25 μ, dont le noyau est ovoïde et clair.

Dans cette fausse membrane on trouve peu de pneumocoques ; en cherchant avec soin, on arrive cependant à en découvrir quelques-uns, qui se présentent sous la forme caractéristique de diplocoques en flamme de bougie, en fer de lance : ils se rencontrent soit dans la fibrine, soit dans le protoplasma des éléments cellulaires, autour du noyau.

Dans les pneumonies très intenses, si l'on choisit les parties de la plèvre les plus vivement enflammées, recouvertes de fausses membranes fibrineuses épaisses, plus consistantes et surtout plus adhérentes que celles qui caractérisaient le stade précédent, *on peut observer un troisième stade histologique*, où l'organisation partielle de la fausse membrane est réalisée. Ce troisième stade peut totalement manquer lorsque la pneumonie, par exemple, a eu une évolution rapide ; lorsqu'il existe, il n'est jamais généralisé, il ne se montre que sur les régions les plus touchées et l'on trouve toujours d'autres points où les lésions ne sont qu'à l'un ou à l'autre des deux stades précédents.

Ce troisième stade est caractérisé par l'organisation partielle de la fausse membrane ; à la limite de la fausse membrane et du tissu conjonctif fondamental de la plèvre, on voit les cellules connectives pénétrer en masse dans la fibrine ; grâce à leur élongation, à leur multiplication, aux mouvements propres de leur protoplasma, elles suivent les filaments fibrineux qui leur servent de soutien et qui constituent comme le canevas de l'organisation ; toutes ces cellules allongées ou rameuses, dont les noyaux sont bourgeonnants, souvent multiples dans un même élément, présentent de longs prolongements qui s'anastomosent avec ceux des éléments voisins. On voit de plus dans ce jeune tissu d'organisation, de nombreux néo-vaisseaux. Ces néo-capillaires nous ont paru provenir, en majeure partie, du bourgeonnement des vaisseaux préexistants, qui se montrent si dilatés dans la trame pleurale : l'endothélium de ces vaisseaux bourgeonne ; il est le point de départ d'anses capillaires qui entrent dans la partie profonde de la fibrine. Au niveau de ces anses elles-mêmes, des cellules provenant de l'endothélium bourgeonnant se détachent de la convexité et forment de nouveaux capillaires : l'anse se présente alors avec une ou plusieurs cornes creuses, terminées en pointes fines et libres ; un très beau dessin de ce mode de vaso-formation est représenté dans un travail de M. le Professeur Cornil (29, fig. 5, pl. II). « Une anse capillaire, dont les deux branches se continuent avec les vaisseaux pleuraux, est renflée dans la fibrine. De la convexité de cette anse partent deux capillaires qui présentent un endothélium nouveau et se terminent tous les deux en pointe dans la fibrine, par des cellules possédant un prolongement fin ou pointe d'accroissement. Sur les préparations on voit, en d'autres points, des bouquets de capillaires se diriger du côté de la fibrine, en partant du réseau capillaire pleural (Cornil, 29, p. 21). » Dans nos préparations, nous avons pu observer souvent ce mode de vaso-formation (obs. XV et XVIII). En somme, bien que la couche superficielle de fibrine soit la plus anciennement coagulée, c'est la couche la plus rapprochée de la trame conjonctive qui s'organise et se vascularise tout d'abord ; l'organisation de cette couche profonde met fin à la coagulation de nouvelles couches de fibrine.

C'est cette organisation de la zone profonde de l'exsudat qui a motivé les dénominations anciennes de fausse membrane et de néo-membrane ; on désignait sous le nom de néo-membrane, la portion de l'exsudat transformé en jeune tissu conjonctif et on appelait fausse membrane la zone constituée par de la fibrine et des leucocytes. Il n'y a, en réalité, aucune différence de nature entre la fausse membrane et la néo-membrane ; ces deux appellations ne visent que deux aspects différents d'un même exsudat dont une partie est organisée et l'autre ne l'est pas.

Évolution. — Quelle est, en cas de guérison, l'évolution terminale des lésions inflammatoires pleurales qui accompagnent la pneumonie ? On ne peut répondre qu'en s'appuyant sur des pièces de pleuro-pneumonies expérimentales, tant il est rare de faire des autopsies dans la convalescence des pneumonies humaines.

Lorsque les lésions n'atteignent que le premier ou le second stade, la restitution *ad integrum* est la règle. La fibrine se résorbe, les leucocytes rentrent dans la circulation, ou tombés en désintégration sont eux-mêmes repris par d'autres leucocytes ; tout au plus reste-t-il au niveau de la trame pleurale, un léger épaississement. Mais au contraire, lorsque l'inflammation arrive au troisième stade, lorsqu'une partie de la fibrine s'est organisée et vascularisée, une marque indélébile en sera le résultat. Il restera une adhérence ou un épaississement fibreux. La terminaison la plus fréquente est la suivante : aux lieu et place des anciennes fausses membranes, le vernis pleural a disparu et se trouve remplacé par une plaque fibreuse assez comparable comme épaisseur et coloration à une feuille de papier. Toute la portion de la fausse membrane, purement fibrineuse, a disparu, mais la partie basale sillonnée de cellules connectives et de néo-vaisseaux s'est transformée en tissu définitif.

Il peut se faire, et cela principalement dans les scissures interlobaires, que l'exsudat fibrineux s'organise totalement et il en résulte une adhérence. Ces adhérences peuvent même exister dans la grande cavité pleurale : il n'est pas rare à l'autopsie de pneumoniques de trouver la plèvre pariétale enflammée et couverte de fausses membranes comme la plèvre pulmonaire ; des fausses membranes fibrineuses mollasses et peu résistantes sont étendues d'une plèvre à l'autre : la plupart disparaîtront et ne laisseront aucune trace, mais dans certains cas quelques-unes s'organisent et prennent la structure que nous avons déjà décrite dans l'inflammation par le nitrate d'argent : elles deviennent conjonctives, contiennent des vaisseaux et sont tapissées sur leurs faces par des cellules endothéliales.

La pneumonie n'est pas une maladie qui confère l'immunité : il peut s'en présenter plusieurs attaques chez un même individu. Aux autopsies de vieillards qui ont succombé à une hépatisation pneumococcique, il peut arriver que l'on rencontre des adhérences plus ou moins étendues, ou bien un simple épaississement fibreux, avec exsudation fibrineuse autour de ces produits cicatriciels ; il y a coexistence d'une lésion ancienne, caractérisée par des tissus fibreux vascularisés, résultat d'une ou de pleurésies antérieures, et d'une lésion nouvelle indiquée par l'exsudation fibrineuse ; après l'action de la thionine, la coloration bleu verdâtre indique le processus nouveau, l'ancienne lésion apparaissant en violet rougeâtre.

Telles sont dans leurs grandes lignes, les lésions histologiques de la pleurésie sèche à fausses membranes, qui accompagne chez l'homme, d'une manière si constante, la pneumonie. Les traits caractéristiques de cette inflammation sont les suivants : il existe une extrême vascularisation de la couche profonde de la plèvre, qui prend l'aspect d'un tissu caverneux ; la fibrine, disposée en couches stratifiées, contient de nombreux globules blancs, mais peu de cellules conjonctives et endothéliales : la multiplication et le développement de ces éléments sont beaucoup plus limités que dans les inflammations aseptiques ; ce n'est que dans les points où l'inflammation a eu son maximum d'intensité, que l'exsudat s'organise dans sa partie profonde et se vascularise par bourgeonnement des vaisseaux préexistants de la trame. On ne voit nulle part se former des néo-capillaires, dans l'intimité même de la fibrine, loin des vaisseaux anciens, du fait du pouvoir vaso-formateur des cellules conjonctives ou endothéliales. Les lésions disparaissent totalement ou laissent après elles, soit des adhérences, soit des épaississements fibreux.

B. — **L'inflammation pleurale suppurative.**

Nous avons examiné un certain nombre de pièces, recueillies à l'autopsie d'individus porteurs de pleurésies purulentes. Ces pleurésies, où la quantité de pus allait de cinq cents grammes, à un, deux et trois litres, étaient d'étiologie et de microbiologie variées ; on y trouvait soit le streptocoque, soit le staphylocoque, ou des associations microbiennes ; dans une pièce qui fut très obligeamment mise à notre disposition par MM. Achard et Castaigne, l'agent causal trouvé par ces auteurs était le tétragène à l'état de pureté. La durée des lésions, toujours difficile à préciser, variait de un à plusieurs mois.

L'examen histologique des plèvres dénote dans tous ces cas un épaississement considérable de chacun des feuillets ; généralement, on y peut décrire trois zones superposées : une zone profonde, épaisse, est constituée par du tissu conjonctif complètement organisé, présentant des vaisseaux et une infiltration leucocytique assez marquée. La zone moyenne est formée par un tissu conjonctif plus récent, le tissu interstitiel se colorant à peine ; les cellules connectives sont volumineuses, largement anastomosées ; les vaisseaux complètement formés, contenant du sang circulant, sont peu abondants, mais sur de nombreux points, on voit les cellules se disposer sur deux files parallèles et limiter une cavité; cette couche en est donc à la période de vaso-formation. Les leucocytes sont extrêmement nombreux et les polynucléaires prédominent ; il est très fréquent de rencontrer dans cette zone, qui ne prend pas encore nettement la coloration du tissu conjonctif adulte, de gros amas de fibrine enkystée, qui se colorent vivement en bleu verdâtre par la thionine.

La couche superficielle directement en rapport avec la cavité pleurale et qui baigne dans le pus, est constituée par des lames transparentes de fibrine, qui prennent mal la coloration et contiennent des amas compacts de globules blancs. La plupart de ces leucocytes sont nécrosés, leur limite est peu nette, les noyaux ne se colorent pas. On voit souvent des couches de fibrine limiter de petites poches pleines de pus ou de sérosité ; il n'apparaît dans cette couche, au niveau de laquelle se forme incessamment le pus, aucun élément conjonctif ; l'organisation n'a envahi encore que la couche moyenne. A un moment donné cependant, si la mort ne survient pas, l'organisation gagnera cette couche superficielle, la suppuration se tarira et la guérison sera réalisée ; dans ces inflammations septiques, l'entrée des cellules connectives, prélude de l'organisation et de la guérison, ne se fait que lorsque la septicité est atténuée ; jusqu'alors, les couches superficielles pyogéniques sont purement fibrineuses et leucocytaires.

Nous avons examiné d'autre part, les pièces qui provenaient de ligatures costo-pulmonaires chez le chien, qui avaient suppuré, soit superficiellement, soit dans la profondeur. Les préparations comparées à celles qui proviennent de pièces obtenues aseptiquement et déjà décrites, présentent quelques particularités sur lesquelles nous allons insister. L'adhérence de cinq jours par exemple, qui a suppuré, présente une organisation notablement moins avancée que l'adhérence aseptique. Les cellules conjonctives et endothéliales semblent gênées dans leur prolifération et leur multiplication, par les nombreux leucocytes qui infiltrent la fibrine ; c'est à peine si elles se montrent dans la zone centrale fibrineuse à ce jour de l'évolution, tandis que, dans l'autre type inflammatoire, dès quatre jours, toute la fibrine est envahie par la prolifération des cellules connectives ; les néo-vaisseaux sont peu abondants, on n'en retrouve quelques-uns que dans le voisinage immédiat des trames pleurales ; ce n'est qu'aux septième et huitième jours que l'organisation est aussi avancée que dans les adhérences non purulentes de quatre jours. Les globules blancs, qui sont nombreux, se voient partout, aussi bien dans les trames et principalement autour des vaisseaux, que dans l'exsudat fibrineux lui-même.

Si l'adhérence conjonctive est plus longue à se former, si l'organisation est plus lente, en revanche elle est toujours, dans ces ligatures suppuratives, plus étendue, bien moins limitée à l'anse du fil constricteur.

En dehors de l'adhérence, les plèvres sont séparées par un espace rempli de pus : elles sont infiltrées de leucocytes et leur endothélium est remplacé par plusieurs assises de cellules volumineuses entre lesquelles sont des globules blancs : ces cellules globuleuses contiennent plusieurs noyaux et la plupart d'entre elles présentent des vacuoles dans leur protoplasma ; c'est le même aspect que celui déjà décrit en dehors de l'adhérence après ligature aseptique. Ces cellules vésiculeuses, qui ressemblent à certains égards aux cellules cylindriques devenues caliciformes, en diffèrent parce qu'elles ne présentent pas comme ces dernières des noyaux plus ou moins atrophiés dans leur pédicule ; leurs noyaux sont repoussés à la périphérie au sein d'une zone de protoplasma condensé : les vésicules contiennent souvent des leucocytes. On trouve un certain nombre de ces cellules vacuolaires, libres au milieu des globules du pus qui remplissent l'interstice qui sépare les deux plèvres.

Le pus — L'élément caractéristique de ce type inflammatoire est donc en somme la présence de pus, soit dans la grande cavité pleurale (pleurésies à streptocoques, à staphylocoques, etc.), soit autour seulement des adhérences. Lorsqu'on examine ce pus en ayant soin de le diluer fortement, on voit à côté de leucocytes de tout type, bien vivants, nettement colorés et absolument semblables aux leucocytes du sang, d'autres éléments en dégénérescence plus ou moins avancée ; on trouve des globules du type lymphocyte dont la mince couche de protoplasma se désagrège : le gros noyau se trouve dénudé, souvent il se fragmente, se fond dans la masse et contribue à former la somme des matières organiques diluées dans le sérum du pus : on trouve de gros éléments du type leucocyte polynucléaire et mononucléaire dont le protoplasma est chargé de graisse ; cette graisse accumulée en fines granulations donne à l'élément qu'elle tuméfie, un aspect granuleux et une opacité caractéristique ; elle indique la dégénérescence de l'élément blanc. La dégénérescence granulo-graisseuse est en effet la mort habituelle de la plupart des cellules purulentes ; le leucocyte, d'abord vivant et bien actif, meurt par dégénérescence graisseuse s'il reste longtemps dans le foyer ; son protoplasma s'effrite, se désagrège et la graisse libérée flotte dans le sérum purulent auquel elle contribue à donner sa consistance onctueuse et son aspect lactescent ; le pus n'est plus alors qu'une substance émulsive facilement résorbable ; et en effet le pus, une fois formé, ou sera éliminé par voie naturelle ou artificielle, ou sera résorbé.

Le plus grand nombre des globules que l'on rencontre dans le pus contiennent plusieurs noyaux. Pour Cornil et Ranvier cette polynucléation est la preuve d'une désintégration prochaine de l'élément, la marque de cellules prédestinées à la mort et incapables d'une activité considérable. « Quand les matériaux nutritifs n'arrivent plus, la division des noyaux peut continuer à s'effectuer, mais les cellules ne se divisent plus. Aussi voit-on ces cellules contenir deux, trois, quatre ou cinq noyaux de petite dimension ; elles constituent alors des globules de pus véritable (Cornil et Ranvier, 23, p. 117, t. I). » Lancereaux d'abord (61, t. I, p. 240), puis Metchnikoff se sont élevés contre cette interprétation. Pour Metchnikoff (75, p. 221), l'élément polynucléaire qui se trouve dans les exsudats purulents n'est nullement une cellule frappée de morbidité : c'est au contraire l'élément le plus actif, le lutteur par excellence ; il ne s'est pas polynucléé dans le foyer de la suppuration par déchéance nutritive, il est sorti tel quel du sang où il constitue 75 pour 100 de la quantité totale des globules blancs. Si les éléments polynucléaires se trouvent dans le pus en plus grande quantité que les mononucléaires, c'est que leur passage à travers la paroi des vaisseaux est plus facile en raison de la fragmentation même du noyau.

Dans une note récente à l'académie des sciences, Ranvier établit qu'il n'a rien changé à son ancienne manière de voir. « On remarque des cellules claires, arrondies, limitées par un double contour et contenant plusieurs petits noyaux ; ce sont là des globules du pus, comme je les ai décrits dans notre manuel d'histologie pathologique. Je les considérais alors comme des cellules lymphatiques mortes ou en voie de destruction. Depuis, on a voulu faire des leucocytes polynucléés une espèce à part. Je n'en crois rien, parce que j'ai vu des leucocytes uninucléés se transformer sous mes yeux en leucocytes polynucléés. Sans rien changer à ce que j'ai soutenu jadis, je crois pouvoir ajouter aujourd'hui que les cellules ainsi modifiées ont abandonné, au tissu avec lequel elles sont en contact, une partie des substances nutritives qu'elles charriaient (Ranvier, 95). »

En somme, le pus présente au microscope comme principaux éléments : 1° des globules qui n'ont pas de membrane cellulaire et ne sont constitués que par une masse de protoplasma et des noyaux généralement multiples de deux à cinq ; 2° des globules analogues aux précédents, mais atteints par la dégénérescence granulo-graisseuse ; 3° de nombreuses granulations graisseuses libres qui proviennent de la désintégration complète de ces globules et en constituent le 3° stade évolutif.

Origine du pus. — Le fait de savoir quelle est l'origine de ces globules du pus, quels sont les éléments qui leur donnent naissance, est une des questions qui ont le plus passionné et divisé les anatomo-pathologistes. Il n'est plus personne aujourd'hui qui se rallie à l'ancienne conception de Virchow, d'après laquelle les globules du pus n'ont qu'une seule et unique origine, la cellule fixe du tissu conjonctif proliférant à l'infini sous la poussée inflammatoire.

Avec Cohnheim, survint une autre théorie, également très exclusive, mais généralement adoptée : on refusa à la cellule fixe toute participation au travail pyogénique et on ne voulut voir dans les globules du pus, rien autre chose que les leucocytes du sang exsudés par diapédèse. Un grand nombre de cellules fixes périssent ou tombent en dégénérescence, mais elles ne font que se mêler dans cet état à la masse de l'exsudat ; elles ne se transforment jamais en globules du pus.

Cette manière de voir fut partagée par Key et Wallis (59), par Eberth (40 et 41), par Weigert (126), par Metchnikoff (75).

D'autres histologistes se montrèrent éclectiques et admirent la possibilité de la double origine des globules du pus, aux dépens des leucocytes d'une part, et d'autre part par provenance des cellules conjonctives. On trouve cette notion dans les travaux de Böttcher (13), de Stricker, de Grawitz (46), de Lancereaux (61).

Cornil et Ranvier dans leur traité d'histologie pathologique disent : « Nous admettons deux modes de formation des globules du pus : 1° par la prolifération des éléments cellulaires ; 2° à la suite de la sortie des globules blancs hors des vaisseaux (t. I, p. 120). » Toutefois ils reconnaissent que dans les suppurations rapides et abondantes, la diapédèse joue le rôle le plus important.

Dans une note récente, Ranvier (94) n'admet plus qu'une seule provenance : « Les cellules conjonctives ne donnent jamais naissance à des cellules lymphatiques et par conséquent aux globules du pus. Les opinions divergentes, qui se sont produites jusqu'à présent entre les pathologistes sur l'origine des globules du pus (prolifération et diapédèse), s'expliquent aisément aujourd'hui. Il se fait en réalité dans les tissus enflammés une prolifération cellulaire très active ; mais parmi les cellules qui se multiplient, les clasmatocytes et les leucocytes produisent seuls des globules purulents..... Quant à la nature de ces globules, je n'ai rien à ajouter à ce que je soutiens depuis plus de vingt ans : ce sont des cellules lymphatiques mortes ou nécrosées. » Donc, pour cet auteur, les globules du pus proviennent tous des leucocytes, soit directement, soit indirectement, par l'intermédiaire des clasmatocytes.

Que sont donc ces éléments ? Leur histoire est due tout entière aux travaux de M. Ranvier et tous les détails qui vont suivre sont tirés des diverses publications (91-92-93-94) de cet auteur : « Je donne le nom de clasmatocytes (κλασμα, ατος, fragment, et κυτος, cellule) à des éléments particuliers que l'on observe au microscope, à l'aide d'un grossissement moyen, dans les membranes connectives minces des vertébrés convenablement préparées.... Ils se montrent sous la forme de cellules colossales, fusiformes ou arborisées.... Ces éléments se colorent fortement par le violet de méthyle 5 B. Leurs prolongements sont simples ou ramifiés : ils ne s'anastomosent pas entre eux pour former un réticulum ; ils ont un trajet plus ou moins sinueux et sont alternativement renflés et rétrécis (moniliformes). Les parties renflées ont un volume variable, sont irrégulières et contiennent des granulations fines, arrondies et pressées les unes contre les autres. Les parties rétrécies sont souvent très réduites et se voient alors, seulement à un fort grossissement, comme de minces filaments. Ceux-ci peuvent disparaître, de telle sorte que des portions de la cellule se sont détachées de son corps et sont devenues indépendantes. Ainsi se forment dans le voisinage immédiat des clasmatocytes et surtout à l'extrémité de leurs prolongements, des îlots de granulations, de volume variable, répandus dans les mailles du tissu conjonctif. Cette sorte de sécrétion par effritement du protoplasma me paraît être le caractère essentiel de ces éléments et c'est pour cela que je les ai appelés clasmatocytes. Je proposerai de désigner sous le nom de clasmatose ce mode particulier de sécrétion... J'estime que dans le tissu conjonctif des mammifères les clasmatocytes sont au nombre de plusieurs milliers par millimètre cube. Ces chiffres approximatifs donnent une idée de l'importance de la clasmatose dans l'organisme des animaux à sang chaud....

Examinés à l'état vivant, dans leur propre plasma, il est facile de reconnaître que ces éléments ne possèdent pas la propriété d'émettre des prolongements amiboïdes et, par conséquent, de se déplacer dans les mailles du tissu conjonctif. Ce ne sont donc pas des éléments migrateurs, mais bien des éléments fixes qui se distinguent des cellules conjonctives avec lesquelles on les a si longtemps confondus, par leur forme, leurs rapports, leur origine et leur rôle physiologique et pathologique.... Les clasmatocytes ne sont pas des cellules migratrices et cependant ils proviennent de cellules lymphatiques, de leucocytes qui, après être sortis des vaisseaux sanguins, ont voyagé dans les interstices du tissu conjonctif. La comparaison des formes intermédiaires autorise à le dire.... L'observation de la transformation in vitro, que j'ai pu faire, permet de l'affirmer.... Il ne faudrait pas croire pour cela, que tous les leucocytes deviennent des clasmatocytes. On sait, en effet, que les leucocytes sortis du sang peuvent être entraînés par les produits de sécrétion et être ainsi perdus pour l'organisme. On sait également qu'ils peuvent rentrer dans le sang, après avoir parcouru le chemin compliqué que leur offre le système lymphatique.....

Envisagé dans son volume, chez le triton crêté par exemple, le protoplasma du clasmatocyte est au moins cent fois plus volumineux que celui du leucocyte. Par conséquent, le leucocyte sorti des vaisseaux sanguins par diapédèse et établi dans les mailles du tissu conjonctif, s'y nourrit, s'y engraisse, perd son activité amiboïde, émet des pseudopodes et subit l'évolution particulière qui en fait un clasmatocyte, pour abandonner par fragmentation, par effritement, une partie de sa substance qui très probablement est utilisée par l'organisme. »

Telle est, d'après Ranvier, la description et l'origine de ces éléments.

Quel en est maintenant le rôle ?

« Après une injection intra-péritonéale de nitrate d'argent à 3 p. 1000, on constate dans le grand épiploon, que les clasmatocytes ont presque entièrement disparu et qu'ils sont remplacés par un grand nombre de cellules lymphatiques. Entre les cellules qui ont conservé l'apparence de clasmatocytes et les cellules lymphatiques, on observe facilement, surtout dans les points où l'irritation n'a pas été trop forte, toutes les formes intermédiaires. Les clasmatocytes irrités sont redevenus embryonnaires, ils se sont transformés en leucocytes..... Ce sont donc des éléments qui réagissent vivement et rapidement sous l'influence de l'irritation et qui se transforment en cellules lymphatiques avec la plus grande facilité..... Ils reprennent ainsi leur forme embryonnaire. Ils se multiplient alors, toujours sous l'influence de l'irritation, avec une très grande activité, par le mécanisme de la division directe. C'est là la source principale de la suppuration, que la diapédèse seule ne saurait expliquer dans un grand nombre de cas..... Je ne veux pas nier qu'une partie des cellules du pus proviennent directement des vaisseaux par diapédèse ; mais il me paraît hors de doute qu'il en vient aussi beaucoup, peut-être davantage, des clasmatocytes qui, sous l'influence de l'irritation, reviennent à l'état embryonnaire et prolifèrent. »

En terminant cet exposé des diverses doctrines régnantes sur l'origine des globules du pus, nous pouvons dire que parmi les histologistes actuels, les uns n'accordent qu'aux leucocytes le pouvoir pyogène, les autres admettent et le rôle des leucocytes et celui des cellules connectives.

CHAPITRE VI

A. — Comparaison des processus inflammatoires septiques et aseptiques.

Après avoir exposé les faits qui caractérisent le processus inflammatoire pleural aseptique et septique, il nous est facile de comparer les deux processus et d'en saisir les différences.

Dans tous les cas où l'infection intervient dans l'acte inflammatoire, un des phénomènes les plus caractéristiques et les plus constants est certainement la présence d'une quantité considérable de globules blancs. Tandis que, dans les inflammations aseptiques, ils sont toujours clairsemés, disséminés en petit nombre entre les cellules proliférées du tissu pleural, dans les inflammations septiques ils sont abondants et prédominent de beaucoup sur les éléments cellulaires. Dans le type aseptique, les leucocytes disparaissent dès les cinquième et sixième jours ; les uns rentrent dans la circulation plus ou moins chargés de détritus dont ils nettoient le foyer inflammatoire, les autres se détruisent, s'effritent dans l'intimité même des tissus et l'on peut suivre histologiquement les différentes phases de cette fragmentation. Dans le type septique, ils ont une persistance beaucoup plus longue, quelle que soit l'évolution, purulente ou non ; il s'en détruit certainement, mais on en trouve longtemps une grande quantité qui prennent bien la matière colorante, et dont le noyau et le protoplasma sont intacts.

Il y a lieu de faire remarquer à un point de vue général que cette hyperdiapédèse, si caractéristique dans les processus septiques, est absolument indépendante de la suppuration ; hyperdiapédèse et suppuration sont deux phénomènes différents : de l'arrivée d'un plus ou moins grand nombre de cellules blanches il ne s'ensuivra pas fatalement la purulence ; phlogogénie et pyogénie sont deux termes distincts. De même, la violence de l'hyperdiapédèse ne présume en rien de l'intensité de l'inflammation, comme de sa gravité ; quelques-unes des maladies infectieuses de l'homme des plus virulentes et des plus graves (le charbon, la dipthérie, le choléra, la rage, la fièvre paludéenne) sont de celles qui annihilent ou restreignent le plus l'émigration des cellules blanches, les agents de ces maladies ayant un pouvoir *chimiotactique* négatif : virulence, hyperdiapédèse, pyogénie sont des données nettement séparées (Letulle, 67).

Dans les processus septiques les globules blancs ne sont pas seulement plus nombreux que dans les autres inflammations, leur fonction devient primordiale et occupe le premier rang. En étudiant les réactions aseptiques il nous a paru que les leucocytes n'avaient guère d'autre rôle que la fonction de balayeurs, grâce à leurs propriétés phagocytaires qui leur permettent d'englober toutes les particules étrangères (débris d'hématies, de globules blancs et de cellules), et la fonction nutritive soit comme vecteurs de matériaux, soit par désintégration de leur matière propre. Dans les inflammations microbiennes, ils remplissent cette même tâche (nutrition et déblaiement), mais avant tout ils sont les défenseurs de l'organisme chargés de lutter contre les éléments étrangers nocifs. Pour Metchnikoff, dans les inflammations aiguës, ce sont surtout les leucocytes polynucléaires, neutrophiles ou microphages, qui soutiennent la lutte contre les éléments microbiens. Lorsqu'ils succombent, ils constituent les globules du pus, et c'est là pour cet auteur la raison qui explique pourquoi les globules du pus sont si souvent polynucléés. Quant aux gros leucocytes mononucléaires, les macrophages, ce sont les vrais balayeurs chargés de la résorption ; ils emportent les différents éléments de l'exsudat, la fibrine, les globules rouges, les leucocytes polynucléaires qui ont péri dans la lutte ; c'est également à ces leucocytes mononucléaires, à l'exclusion des autres variétés, que Metchnikoff attribue le pouvoir de se transformer dans les foyers inflammatoires en cellules conjonctives.

Les différences ne sont pas moins marquées entre les deux types d'inflammation lorsqu'on envisage au lieu des leucocytes, les cellules connectives et les cellules endothéliales.

Qu'il y ait ou non production de pus, du fait de l'infection et de la présence de nombreux globules blancs, la prolifération des éléments conjonctifs est toujours retardée. Leur activité au moins au début est moindre, leur mouvement de développement, de multiplication, de vaso-formation est notablement ralenti, que la raison en soit dans l'absorption et l'accaparement par les nombreux globules blancs de toutes les substances nutritives, ou dans la présence d'éléments microbiens et de leurs toxines qui seraient contraires à la végétation de ces cellules.

Si l'on compare une adhérence pleuro-pleurale après ligature costo-pulmonaire, suivant qu'il y a eu ou non infection, on peut voir que sur des pièces de même durée l'aspect est loin d'être le même. Sur des pièces de quatre jours par exemple, on voit dans les unes peu de globules blancs, mais de très nombreuses cellules conjonctives qui ont déjà envahi complètement l'exsudat fibrineux et forment de tous côtés des néo-vaisseaux ; dans les autres les leucocytes sont en abondance, mais le réseau cellulaire est très lâche, les éléments n'ont pénétré dans la fibrine qu'au niveau de chacune des plèvres, le centre de l'exsudat n'est pas encore organisé et la vasoformation ne fait que commencer.

Quelles différences entre l'exsudat stratifié que produit sur la plèvre la brûlure au thermocautère et la fausse membrane également stratifiée de la pleurésie métapneumonique ; l'une, au sixième et septième jour, est complètement organisée, sillonnée de vaisseaux. l'autre ne présente que des éléments connectifs isolés et l'organisation ne se produit que tardivement et seulement à la base de l'exsudat.

Dans les inflammations où l'infection est au maximum, telles que les pleurésies purulentes à streptocoques ou à staphylocoques, l'organisation n'est pas encore complète après deux ou trois mois dans toute la masse de l'exsudat ; la partie profonde est bien transformée en tissu conjonctif adulte, la partie moyenne en tissu jeune, mais la partie superficielle n'est formée que de fibrine et de globules blancs ; du pus s'y forme toujours indiquant que l'infection n'est pas terminée et les cellules organisatrices sont comme arrêtées, incapables de proliférer et de se développer là où l'infection terrasse le globule blanc lui-même, l'élément le plus actif de l'organisme.

En somme, les principales différences évolutives entre les processus inflammatoires septiques et aseptiques de la plèvre portent sur le nombre et le rôle des globules blancs, sur la rapidité du mouvement prolifératif et organisateur des cellules endothéliales et conjonctives. Certes dans les inflammations suppuratives l'organisation survient à un moment donné, elle est même généralement beaucoup plus développée, plus étendue, l'irritation ayant été plus intense ; mais le point sur lequel nous insistons et qui nous paraît très caractéristique, c'est le retard de cette organisation.

En dehors de la plèvre ne voit-on pas également, dans le tissu conjonctif sous-cutané par exemple, les sections aseptiques se réunir rapidement en quelques jours (réunions par première intention) tandis que les plaies suppuratives demandent des semaines. Dans les inflammations septiques, virulentes, les cellules organisatrices sont sidérées ; manquent-elles pour leur végétation des substances nutritives nécessaires, absorbées par les nombreux globules blancs diapédésés ? n'est-ce pas plutôt l'imprégnation du milieu par les toxines qui est contraire à leur développement. Dans les membranes pyogéniques, les parties profondes éloignées du centre de production des globules du pus sont seules organisées, mais l'organisation envahit toute la membrane lorsque la virulence est éteinte ou suffisamment atténuée.

Ce sont là les idées exprimées par M. le Professeur Cornil dans plusieurs de ses publications. « Partout où prédominent les globules blancs, dans les inflammations microbiennes des membranes séreuses comme dans la phlébite infectieuse, les phénomènes de multiplication et d'organisation dont les cellules endothéliales sont le siège sont ralentis ou arrêtés. Il y a un antagonisme réel entre l'inflammation productive et organisatrice à la faveur de l'endothélium, et l'inflammation septique accompagnée d'un épanchement considérable de leucocytes. » (Cornil, 31, page 210.)

« Si l'inflammation est causée par l'une des nombreuses infections en rapport avec les microbes suppuratifs, on aura une grande quantité de leucocytes nés des clasmatocytes ou sortis du sang ; tout en luttant contre les microbes ou leurs toxines, ces leucocytes retarderont les formations cellulaires nouvelles tendant à la guérison. Les cellules endothéliales et du tissu conjonctif prendront part au combat contre les microbes, mais elles auront en même temps à subir la concurrence des cellules migratrices ou globules du pus, et les actes cellulaires tendant à la restauration des tissus seront retardés d'autant. Mais finalement on les verra apparaître, et si la maladie se termine par la guérison, avec les mêmes caractères que dans l'inflammation aseptique. » (Cornil, 34.)

B.— **Considérations générales.**

Les éléments constitutifs de la plèvre, endothélium et trame conjonctive, présentent sous l'influence de l'inflammation les mêmes réactions histologiques. C'est la conséquence de l'équivalence du tissu endothélial et du tissu conjonctif.

De plus l'inflammation de la plèvre ressemble singulièrement à l'inflammation du péritoine, et le processus anatomique qui résulte d'une réunion cutanée par première intention a une bien étroite parenté avec celui qui donne naissance à une adhérence pleurale. Si bien qu'étudier l'inflammation de la plèvre, c'est aborder l'inflammation du tissu conjonctif. Mais pour arriver à ne pas être par trop incomplet, pour avoir la possibilité d'envisager le sujet sous différentes faces en multipliant les conditions de l'expérimentation et par suite les résultats, il était nécessaire de limiter son sujet : c'est la raison pour laquelle nous n'avons étudié qu'une seule membrane, la plèvre, dans tout un système spécial du tissu conjonctif, le système des séreuses.

De nos recherches se sont dégagées des considérations particulières que nous avons exposées au cours de ce travail, et des notions plus générales qui appartiennent au processus de l'inflammation elle-même. En nous appuyant sur notre travail, à quelle doctrine de l'inflammation devons-nous nous rattacher et quelles sont donc ces doctrines ?

Toute une école fait graviter l'inflammation autour de la diapédèse et de la phagocytose. Les recherches de Cohnheim établirent cette théorie sur des bases solides et les travaux de Metchnikoff contribuèrent puissamment à son succès.

Pour Cohnheim, l'inflammation est la somme des différents processus débutant par la dilatation vasculaire, passant par la margination des globules blancs, pour aboutir à la transsudation de substances solides (diapédèse) et liquides (exsudats) appartenant au sang.

Metchnikoff (75) ne partage pas les idées de Samuel et Cohnheim sur le mécanisme de cette migration. Ils sont d'accord pour faire des globules blancs le primum movens de l'inflammation ; mais pour Samuel et Cohnheim, l'essence de l'inflammation consisterait en une lésion moléculaire de la paroi vasculaire. Modifiée sous l'influence d'une cause nuisible quelconque, cette paroi perdrait sa propriété de retenir les éléments du sang : ceux-ci passeraient au dehors d'une façon tout à fait passive pour se diriger vers l'endroit de la plus faible résistance. L'inflammation ne serait donc nullement une réaction de l'organisme contre les agents extérieurs, mais simplement une lésion primaire des vaisseaux sanguins.

Metchnikoff soutient, au contraire, que l'émigration des globules blancs n'est pas un phénomène passif : la dilatation du vaisseau la favorise, mais ne la commande pas : elle est commandée par la sensibilité du leucocyte lui-même ; quel que soit l'état du vaisseau, les leucocytes sortiront si l'influence chimiotactique est positive et ils gagneront l'endroit lésé, guidés par leur sensibilité et à l'aide de leurs mouvements amiboïdes ; au contraire ils resteront dans le vaisseau si le pouvoir chimiotactique de l'élément irritant est négatif. L'émigration n'est donc pas passive, et nullement subordonnée à la lésion vasculaire. Metchnikoff donne la définition suivante : « L'inflammation est une réaction phagocytaire de l'organisme animal. » Il ajoute : « Il y a lutte incontestable de l'organisme envahi contre l'agent morbide; l'inflammation est une réaction salutaire de l'organisme..... L'élément essentiel et primordial d'une inflammation typique consiste en une réaction des phagocytes contre l'agent nuisible. La diapédèse est un mécanisme fréquent que suivent les globules blancs pour accourir sur le champ de la lutte, mais ce n'est pas un élément obligatoire de l'inflammation. Si l'agent morbide réside dans l'intérieur des vaisseaux, comme c'est le cas dans la fièvre récurrente, il ne se produit point de diapédèse et la lutte a lieu dans le sang lui-même ; il y a inflammation du sang, une sorte d'hémitis, comme l'avait pensé autrefois Piorry..... La sortie des globules blancs, quand elle s'effectue, se produit soit par les stomates préformés d'Arnold, soit plutôt par les trajets occasionnellement réalisés par la contractilité de l'endothélium vasculaire. »

En somme, pour Metchnikoff comme pour Cohnheim, le rôle primordial dans l'inflammation appartient aux leucocytes dont les propriétés amiboïdes et phagocytaires sont si remarquables.

Quant au tissu conjonctif, il joue un rôle tout à fait secondaire. Cohnheim accepte seulement les modifications régressives, dégénératives et autres subies par les cellules fixes au début de l'inflammation, mais rejette toute modification progressive, réparatrice, réactionnelle de ces cellules. « Les éléments cellulaires du tissu conjonctif jouent certainement quelque rôle dans l'inflammation, quoique celui-ci soit évidemment beaucoup moins important et constant qu'on ne l'a supposé autrefois, et aussi moins actif que le rôle joué par les leucocytes et les cellules endothéliales des vaisseaux sanguins..... La réaction inflammatoire tout à fait typique peut se manifester sans une participation importante des cellules fixes du tissu conjonctif (Metchnikoff). »

Si Cohnheim exagéra le rôle des vaisseaux et des globules blancs dans l'inflammation en ne voulant voir dans ce processus que l'accumulation diapédésique des leucocytes au milieu des tissus, Virchow ne fut pas moins exclusif en soutenant que « l'inflammation n'est rien autre qu'un trouble de nutrition des cellules, une exagération de la triple irritabilité physiologique de la cellule, l'irritabilité fonctionnelle, nutritive et formative..... Les modifications des cellules des tissus enflammés, hypertrophie et prolifération, priment les processus vasculaires. La véritable caractéristique de l'inflammation est une suractivité nutritive et formative des tissus enflammés ; il se produit un afflux considérable de substances nutritives au point enflammé et une prolifération anormale des éléments locaux. L'inflammation commence au moment où se manifestent les troubles nutritifs ; ces troubles consistent en une propriété d'attirer, d'absorber directement et de modifier de grandes quantités de substances nutritives. Il y a nutrition surabondante des cellules de l'organe enflammé aux dépens de la partie liquide du sang. »

Dans les rapports qui furent présentés au Congrès de Moscou de 1897, sur le rôle des vaisseaux et des tissus dans l'inflammation, par Virchow (122) et Spina (114) rapporteurs, ces auteurs soutinrent cette théorie cellulaire qui rejette au second plan le rôle des globules blancs et des vaisseaux.

A côté de ces deux doctrines exclusives il y avait place pour une opinion moyenne qui a prévalu ; un grand nombre d'histologistes et d'anatomo-pathologistes, tout en reconnaissant le rôle important des globules blancs dans l'inflammation, ne consentent pas à leur attribuer un rôle exclusif et insistent sur la part des autres éléments cellulaires.

Roser (106) soutint que l'inflammation englobe deux catégories de phénomènes : d'abord l'inflammation proprement dite, c'est-à-dire la lésion des parois vasculaires et autres troubles provoqués par le corps irritant, et ensuite la réparation qui consiste dans la régénération des tissus manquants et dans la formation de la cicatrice ; les phénomènes réparateurs ne constitueraient en réalité que la guérison de l'inflammation.

Cette théorie, qui scinde des phénomènes étroitement unis, ne répond pas à la réalité des faits.

Pour Lancereaux (61), « deux ordres d'éléments sont mis en jeu dans l'inflammation : la cellule et le vaisseau. Les modifications cellulaires sont caractérisées par la tuméfaction du noyau, l'augmentation puis la division du protoplasma, la destruction de la substance fondamentale que remplace un tissu jeune, embryonnaire, avec tendance à l'organisation. Les modifications vasculaires se traduisent par des mouvements oscillatoires du sang : la stase, l'altération de la paroi des vaisseaux, l'exsudation ». Il définit ainsi l'inflammation : « un trouble local de la nutrition ayant pour point de départ l'irritation des éléments histologiques et pour conséquence la production d'un exsudat fibrino-albumineux, d'un liquide purulent, ou enfin la formation limitée d'un tissu embryonnaire qui est résorbé ou éliminé, s'il ne s'organise en tissu cicatriciel (p. 216) ».

Cornil et Ranvier (23) donnent de l'inflammation cette définition : « C'est la série des phénomènes observés dans les tissus ou dans les organes, analogues à ceux produits artificiellement sur les mêmes parties par l'action d'un agent irritant, physique ou chimique. » Et plus loin : « La diapédèse des globules blancs et des globules rouges ne doit pas être regardée comme appartenant uniquement à l'inflammation. Elle existe à l'état physiologique, ainsi qu'on peut l'observer sur la membrane interdigitale d'une grenouille qui n'est soumise à aucune irritation. C'est à elle qu'il faut rattacher la présence des globules blancs dans les mailles du tissu conjonctif..... La diapédèse des globules blancs étant un phénomène physiologique, ne saurait à elle seule caractériser l'inflammation, ainsi que Cohnheim l'a soutenu d'abord. L'inflammation n'est pas un phénomène spécifique. On doit la considérer comme l'exagération des phénomènes physiologiques, exagération dans la nutrition et dans la formation des éléments cellulaires, exagération dans la diapédèse..... Sous l'influence de sa belle découverte, Cohnheim a cru expliquer par la diapédèse toute l'inflammation ; mais il importe, tout en lui rendant pleine justice, de ne pas perdre de vue le rôle si important de l'activité et de la prolifération des cellules dans les phénomènes inflammatoires. »

On lit, dans la technique histologique de Ranvier (page 615) : « Les conceptions anciennes de Themison, de Brown, de Broussais, de Virchow ne sont donc pas renversées par les expériences de Cohnheim et aujourd'hui on doit encore considérer l'inflammation comme une exagération des phénomènes nutritifs et formatifs. Comme cette exagération, l'inflammation a des degrés et entre l'irritation physiologique qui est nécessaire à la vie et l'irritation inflammatoire la plus élémentaire il est impossible d'établir une limite. »

Brault (14) dans son travail sur l'inflammation, écrit : « Les altérations cellulaires et celles des vaisseaux sont presque toujours contemporaines et simultanées. Du moins, dans les expériences que nous avons choisies, la chose est certaine, puisque l'agent irritant est mis directement au contact des parties dont on veut étudier les lésions. Et si par hasard les lésions sont successives, en ce sens qu'au point de vue chronologique l'altération des cellules fixes est antérieure ou postérieure à celle des vaisseaux, on ne peut pas dire que l'une de ces lésions prime l'autre, elles sont toutes deux les effets de la même irritation.....

De ce fait la diapédèse se trouve réduite à l'état de simple élément pathologique: c'est un phénomène très particulier qui ne peut entrer dans une définition générale..... La congestion, la diapédèse, la suppuration ne sont, en somme, que des faits particuliers dans la série des actes inflammatoires. »

Letulle (67) définit ainsi l'inflammation : « Toute injure mécanique, infectieuse, ou toxique, produisant dans l'intimité des tissus une série successive de lésions dégénératives et réactionnelles, doit être considérée comme cause inflammatoire ; l'ensemble des désordres anatomiques ainsi créés, constitue l'inflammation. » Il ajoute : « On peut conclure que, dès le début de l'acte inflammatoire, les cellules fixes et leurs congénères, les cellules endothéliales séreuses, quand elles échappent à la mort immédiate ou prochaine, réagissent en s'hypertrophiant d'une manière aiguë ; elles s'efforcent de réparer ainsi, avec leur seul protoplasma, les désordres produits dans la texture élémentaire du tissu conjonctif..... L'hypertrophie du protoplasma, qui précède la réaction nucléaire, accompagne les premières manifestations vasculaires si typiques dans l'expérience de Cohnheim ; elle n'a avec la diapédèse et les autres transsudations exagérées que des rapports de contemporanéité. Elle ne dépend en aucune façon des phénomènes vasculaires, puisque l'expérience démontre que la série des réactions cellulaires réparatrices (hypertrophie et karyokinèse) peut se produire en l'absence et loin de toute modification vasculaire ».

Tous les faits que nous avons observés, au cours de nos inflammations expérimentales, nous ont démontré l'exactitude de la théorie soutenue par l'école française (Lancereaux, Cornil, Ranvier, Brault, Letulle).

Dès le début du processus inflammatoire les vaisseaux se

dilatent, les globules blancs s'échappent par diapédèse, mais en même temps, et dès les premières heures, les éléments cellulaires, cellules conjonctives et cellules endothéliales, présentent des modifications importantes.

Il nous paraît évident que les phénomènes vasculaires et les réactions cellulaires vont de pair, sans qu'il faille subordonner l'un des processus à l'autre. Nous ajouterons seulement que, dans les inflammations aseptiques, les manifestations cellulaires (hypertrophie, amiboïsme, multiplication, vaso-formation) très précoces et très rapides, sont d'une activité remarquable : elles jouent le principal rôle; les globules sanguins et la fibrine exsudée des vaisseaux ne remplissent que des fonctions secondaires. — Au contraire dans les inflammations septiques les phénomènes vasculaires occupent le premier plan; la diapédèse et la phagocytose dominent tout le processus, les réactions cellulaires sont plus lentes et plus tardives.

Mais, que les conditions de l'irritation exaltent plus ou moins l'un des processus, il n'en ressort pas moins qu'ils coexistent toujours : réactions vasculaires et réactions cellulaires sont les deux bases de l'inflammation sans que l'une régisse l'autre.

PIÈCES JUSTIFICATIVES.

Nous ne rapporterons ici que l'examen de pièces provenant d'expériences personnelles, bien que notre description repose non seulement sur les observations qui vont suivre, mais aussi sur les préparations qui ont été mises très obligeamment à notre disposition par MM. Cornil, Chaput et René Marie.

De plus, pour éviter des redites fastidieuses, nous n'avons pris dans notre propre expérimentation qu'un certain nombre de cas types pour chaque variété de procédé opératoire : s'il était bon de multiplier les mêmes expériences pour qu'elles puissent se contrôler les unes les autres par l'identité des résultats, il est bien inutile de rapporter des examens histologiques absolument superposables, obtenus par le même manuel opératoire après le même nombre de jours, quand bien même les pièces proviendraient d'animaux différents.

Observation I

Adhérence pleuro-pleurale aseptique par ligature du poumon à la paroi intercostale. — Pièce de quatre jours. (Les fig. 1 et 2 de la planche I proviennent de cette pièce.)

Toutes les précautions antiseptiques prises en deux temps, la veille de l'opération et au moment même d'opérer, le chien est endormi après injection préalable d'1 c. c. d'atropomorphine. L'embrochement du poumon se fait avec l'aiguille construite spécialement pour cette opération, sans incision préalable de la peau, le fil est serré modérément sur les parties molles de l'espace intercostal.

Le chien est sacrifié quatre jours après l'opération.

Les pièces du pansement sont intactes et ne présentent pas la moindre trace de pus. L'ouverture de la cage thoracique permet de constater une adhérence limitée des deux plèvres au niveau de l'anse du fil. Pas trace d'épanchement séreux. La pièce a été traitée par l'alcool à 90° ; une portion est coupée directement après avoir été seulement fixée à la gomme sur un liège, le reste est coupé dans la paraffine.

L'examen histologique donne les résultats suivants : Au niveau de l'adhérence, la préparation présente une série de zones différentes : d'abord les alvéoles pulmonaires disposés longitudinalement dans une direction perpendiculaire à la plèvre : ils sont en hépatisation avec une paroi très épaisse, surtout dans la région qui avoisine la plèvre. Au-dessus, se trouve la zone sous-pleurale, remplie de particules charbonneuses. Puis la plèvre pulmonaire, très fortement épaissie, présentant plusieurs assises de cellules courant parallèlement à la surface, cellules volumineuses à un ou plusieurs noyaux, à prolongements considérables s'anastomosant les uns avec les autres : les vaisseaux sont nombreux et très dilatés, remplis de sang. La plèvre pariétale présente un aspect analogue. Toute la zone comprise entre ces deux plèvres est comblée par un réseau fibrineux. Au contact de la fibrine, les cellules endothéliales et conjonctives ne restent plus parallèles à la surface des plèvres, mais se relèvent et entrent dans l'exsudat : elles sont fort nombreuses dans la fibrine qui avoisine les trames pleurales, plus clairsemées dans la zone centrale de l'adhérence. Elles sont très volumineuses, s'anastomosent par leurs prolongements avec les cellules qui proviennent du feuillet opposé ; un peu partout apparaissent des globules blancs, clairsemés là où la végétation cellulaire est abondante, un peu plus nombreux dans la zone centrale du réseau fibrineux : ces globules blancs sont les uns mononucléaires, les autres polynucléaires : leur protoplasma se colore le plus souvent fort mal ; il prend à peine la matière colorante et se traduit seulement par une zone incolore, en forme d'auréole, autour de la masse nucléaire. Sur d'autres éléments le noyau lui-même est très altéré ; il n'y a plus trace de protoplasma et le globule est représenté seulement par une masse de nucléine fragmentée. Les vaisseaux néoformés sont fort nombreux dans l'adhérence : ils apparaissent coupés en long ou en travers ; sur une coupe transversale, ils présentent une bordure continue de cellules endothéliales et contiennent dans leur intérieur, soit quelques globules blancs, soit des globules rouges. Les vaisseaux coupés en long sont les plus intéressants, et l'on peut quelquefois les suivre jusqu'au niveau des vaisseaux préexistants des trames pleurales. Les cellules endothéliales qui les bordent sont réunies par leurs prolongements ; elles laissent entre elles une lumière plus ou moins large : si elle est très étroite, le vaisseau peut ne contenir aucun élément globulaire ou seulement un ou deux globules blancs, si elle est plus large, les globules rouges sont mêlés aux globules blancs ou existent seuls. La fibrine qui sépare les divers éléments ne se colore pas toujours uniformément ; dans les points où l'organisation est déjà avancée, elle prend une teinte jaune verdâtre par la thionine, elle est fragmentée et toutes les fissures sont remplies d'éléments cellulaires esquissant des vaisseaux ; là où les cellules sont moins nombreuses, mais en revanche très volumineuses avec trois ou quatre noyaux et de longs prolongements, elle apparaît en bleu verdâtre.

En somme, dès le quatrième jour, tout le réseau fibrineux est sillonné de grandes cellules, les néo-vaisseaux sont abondants, les uns contenant seulement des globules blancs, les autres des leucocytes et des globules rouges. Les leucocytes mêlés aux grandes cellules sont en petit nombre et presque tous altérés ; ils perdent d'abord leur protoplasma, puis leur noyau par fragmentation. Ce sont là les phénomènes histologiques visibles au centre même de l'adhérence.

Sur les bords, il existe quelques particularités : dans la partie droite, on remarque une extravasation considérable de globules rouges qui masquent presque complètement la fibrine; tous les vaisseaux sont dilatés et remplis de sang : ce sang paraît venir de la rupture de néo-vaisseaux, bien plus que de la blessure de vaisseaux pulmonaires, car il ne se montre que dans une portion très limitée de l'adhérence, justement là où les néo-vaisseaux sont énormes et remplis de globules rouges ; il est d'ailleurs facile de voir sur certains d'entre eux, les cellules endothéliales disjointes, la paroi rompue. Cette extravasation n'empêche nullement la poussée cellulaire et l'organisation.

La partie latérale gauche qui présente un écartement considérable des deux plèvres, répond au passage du fil qui a réalisé l'affrontement. Les deux trames pleurales sont très épaissies ; la fibrine est, à leur contact, très riche en grandes cellules : elle se continue par une zone uniquement fibrineuse, privée de cellules et enfin, tout au centre, on voit les fibrilles du fil entourées par un anneau compact de leucocytes.

Si l'on examine les plèvres en dehors de l'adhérence, on constate que l'irritation déterminée par la présence du fil s'est transmise à une certaine distance : la plèvre se montre avec une trame où les cellules plates normales sont devenues volumineuses, les fibrilles conjonctives n'apparaissent plus, les vaisseaux sont très dilatés. L'endothélium est fort remarquable, il n'a qu'une couche, mais toutes les cellules se sont relevées, se sont hérissées, dressées en palissade : elles sont très tuméfiées, séparées les unes des autres et recouvertes par un peu de fibrine ; un grand nombre d'entre elles se présentent avec un aspect très spécial ; elles ressemblent un peu à des cellule, caliciformes, avec un pédicule implanté sur la trame et une extrémité libre, renflée en forme de sphère. La partie centrale apparaît claire, sous forme d'un cercle blanc nettement limité, ne prenant pas la matière colorante ; cette vacuole ou vésicule contient quelquefois un ou plusieurs globules blancs ; il peut y avoir dans la même cellule plusieurs vacuoles. Du fait de l'existence de ces cavités intra-cellulaires, le protoplanna est rejeté à la périphérie et dans le pied de la cellule, tranchant par sa coloration intense sur le fond incolore de l'élément vacuolaire ; le noyau unique ou les noyaux, s'il y en a plusieurs, apparaissent aplatis dans cette zone foncée de protoplasma. (V. fig. 1, pl. IV.)

Observation II

Adhérence pleuro-pleurale après ligature aseptique du poumon à la paroi intercostale. — Pièce de cinq jours. — Chien opéré dans les mêmes conditions que dans l'observation I. — Résultats macroscopiques identiques.

Les quelques particularités que révèle *l'examen histologique* par rapport à la pièce précédente sont les suivantes : la partie centrale de l'adhérence contient des fibrilles du fil qui a produit la fixation : ces fibrilles sont entourées d'un anneau épais de globules blancs : à ce même niveau, la fibrine qui est en contact avec la plèvre pariétale et la plèvre pulmonaire, est sillonnée par de grandes cellules connectives et endothéliales, à noyaux ovoïdes et multiples, à prolongements nombreux et très longs qui s'anastomosent les uns avec les autres. Ces grandes cellules n'arrivent cependant pas jusqu'à la partie centrale occupée par le fil. De chaque côté de cette partie médiane, l'adhérence se présente avec des caractères uniformes, elle est homogène, les cellules ont envahi tout l'exsudat fibrineux et se rejoignent d'une plèvre à l'autre.

Si l'on examine comparativement la pièce précédente (4 jours) et celle que nous décrivons actuellement (5 jours), on note que dans cette dernière la fibrine prend les matières colorantes d'une manière moins intense, elle est plus fragmentée, plus morcelée : dans toutes ses fissures les cellules sont très nombreuses, et nombre d'entre elles forment des néo-vaisseaux : ces néo-vaisseaux ne se sont pas tous formés en même temps, les uns sont déjà anciens, les autres plus récents ; les uns à parois nettes et bien formées, à cavité bourrée de globules rouges ; les autres limités seulement par des cellules à peine réunies, ne se tenant que par leurs prolongements protoplasmiques. Les plus récents, quand ils sont coupés en long, n'ont parfois qu'une lumière à peine perceptible, puis ils s'élargissent et contiennent quelques globules blancs et enfin des globules rouges.

En dehors de l'adhérence, les deux plèvres sont irritées, recouvertes d'un léger exsudat fibrineux : la trame est épaissie avec des cellules plus volumineuses, plus nombreuses que normalement, les vaisseaux sont dilatés et gorgés de sang. Les cellules endothéliales tuméfiées et relevées sont en multiplication ; au contact immédiat de l'adhérence elles forment plusieurs couches, puis très rapidement elles se montrent sur un seul plan et ont alors l'aspect vésiculeux décrit dans l'observation précédente.

Le poumon sous-jacent à la zone adhérentielle est toujours le point de départ de modifications importantes : autour du fil se massent de nombreux globules blancs. L'extravasation de globules rouges est abondante en raison des dégâts causés par le passage de l'aiguille. Les parois alvéolaires sont très épaissies, les vaisseaux très dilatés ; dans les alvéoles pulmonaires eux-mêmes apparaissent des bourgeons fibrineux, tenant le plus ordinairement à la paroi ; les cellules endothéliales de l'alvéole, volumineuses, se sont relevées et couvrent tout le bourgeon fibrineux de leur corps protoplasmique et de leurs prolongements, s'imbriquant les unes sur les autres comme les squames d'un bulbe d'oignon.

Observation III

Adhérence pleuro-pleurale par ligature aseptique du poumon à la paroi intercostale. — Pièce de sept jours et demi.

Opération sur le chien avec le même manuel opératoire que dans les cas précédents. La pièce macroscopique se présente notablement plus résistante, l'adhérence est plus solide : elle est toujours fort limitée, cachant seulement l'anse du fil ; au microscope, l'aspect est déjà fort dissemblable de celui des pièces de quatre et cinq jours ; le réseau cellulaire intra-fibrineux est encore abondant, mais cependant le tissu interstitiel de l'adhérence apparait beaucoup plus nettement que dans les pièces plus jeunes ; les préparations sont plus claires, moins chargées en couleur ; la cause tient aux deux considérations suivantes : d'abord ce tissu interstitiel ne prend pour ainsi dire plus la matière colorante, on en est au stade où la fibrine va être remplacée par le tissu conjonctif ; elle n'a plus la belle coloration vert-bleu des premiers jours, et cependant on ne voit pas encore la teinte rouge-violet du tissu conjonctif. Ce n'est que sur certains points qu'apparaissent de gros blocs fibrineux, ayant conservé la coloration vert intense, blocs fragmentés et parcourus par de grandes cellules à longs prolongements ; ce sont là des grumeaux de fibrine qui n'ont pas suivi l'évolution du reste de l'exsudat ; ailleurs que dans ces grumeaux,' les cellules sont plongées dans une substance incolore et leurs longs prolongements sinueux et ondulés prennent une coloration violette.

L'autre considération pour laquelle les pièces paraissent moins fortement colorées et le tissu interstitiel plus abondant, est que les cellules connectives sont déjà en voie de régression ; elles sont toujours nombreuses, mais beaucoup moins volumineuses ; la plupart n'ont qu'un noyau, le corps protoplasmique est moins renflé ; les prolongements sont peut-être plus longs, mais très ténus et sinueux ; les cellules se préparent à devenir cellules adultes du tissu conjonctif. Les néo-vaisseaux sont abondants, mais comme les cellules, ils sont moins volumineux ; il n'y a plus ces énormes boyaux remplis de globules rouges : l'endothélium vasculaire est formé de cellules nombreuses, tassées les unes contre les autres, qui restreignent notablement la lumière. Ce ne sont plus ces gros vaisseaux des premiers jours limités par des cellules endothéliales volumineuses et fixées seulement les unes aux autres par leurs prolongements. Les globules rouges et les globules blancs, qui étaient disséminés dans l'adhérence, sont à peine reconnaissables tant ils sont altérés, déformés ; les globules blancs n'ont plus de protoplasma ; ils se montrent sous l'aspect de deux ou trois noyaux réunis par des filaments, ou d'une masse de nucléine constituée par une agglomération de fines particules fortement colorées.

Observation IV

Adhérence pleuro-pleurale aseptique par ligature du poumon à la paroi intercostale. — Pièce de douze jours.

L'adhérence est devenue conjonctive, la teinte verte ou bleu verdâtre de la fibrine a été remplacée par une coloration rougeâtre, prise par les fibrilles conjonctives de nouvelle formation ; l'adhérence est sillonnée de vaisseaux qui, dans leur ensemble, paraissent aller d'une plèvre à l'autre, s'unissant là à des vaisseaux anciens. Les éléments cellulaires issus, par multiplication, des deux feuillets pleuraux, forment encore au milieu des fibrilles un réseau assez riche. Quelques grumeaux fibrineux, reconnaissables à leur couleur bleue, se montrent par places, contenant souvent dans leur intérieur ou sur leurs bords de grosses cellules à un ou plusieurs noyaux. Les deux plèvres préexistantes sont épaissies ; au-dessous de la plèvre pulmonaire, le poumon sous-jacent est le siège d'une véritable pneumonie interstitielle ; il existe un notable épaississement des cloisons interalvéolaires; sur certains points, ces travées conjonctives repoussent la paroi alvéolaire, rétrécissent la cavité, la déforment et font saillie dans son intérieur sous la forme de boutons.

Observation V

Cautérisation pleuro-pulmonaire par le thermocautère. — Autopsie après quatre jours.

La cautérisation a été faite à travers la paroi intercostale sans incision préalable ; le poumon est touché à deux reprises. Le chien est sacrifié après quatre jours. La cavité pleurale ne contient aucun liquide ; sur le poumon apparaissent deux cicatrices qui présentent un aspect noirâtre : des caillots sanguins recouvrent cette eschare. La plèvre est enflammée dans les parties limitrophes et recouverte par places d'une légère fausse membrane. Il n'existe aucune adhérence.

L'*examen histologique* dénote des différences très marquées suivant les points examinés. On peut décrire trois zones où les lésions sont totalement différentes : 1° La zone centrale répond aux parties touchées par le thermocautère, c'est l'eschare ; elle est représentée par un bloc de momification, présentant une coloration brune, dans lequel on peut reconnaître par places des globules rouges plus ou moins altérés ; tous les éléments sont atrophiés, comme momifiés et ne prennent plus la matière colorante. 2° La zone qui avoisine l'eschare présente d'autres lésions : la trame de la plèvre préexistante est notablement épaissie, la prolifération cellulaire y est [active et tous les vaisseaux très dilatés ; elle est recouverte d'un exsudat fibrineux abondant dans lequel existe une luxuriante végétation cellulaire ; ces cellules sont de même nature et de même forme que celles que nous avons signalées dans l'adhérence de quatre jours (observation I). Elles sont très volumineuses, très allongées, à prolongements multiples et contiennent un ou plusieurs noyaux ovoïdes nucléolés. La plupart de ces éléments sont disposés en couches parallèles à la surface pleurale ; il existe comme une stratification de couches cellulaires séparées par des zones fibrineuses ; les leucocytes sont peu abondants, mais se montrent un peu partout.

A la surface de la fausse membrane, là où elle est en rapport avec la cavité pleurale, les cellules prennent une forme un peu différente : elles perdent leur aspect allongé et deviennent globuleuses. A la base de l'exsudat, il existe quelques néo-vaisseaux dont les uns contiennent des globules rouges, les autres ne renferment que quelques leucocytes. 3° Une troisième zone comprend les parties les moins irritées de la plèvre, au delà desquelles le tissu est sain ; l'inflammation existe encore au niveau de cette zone, mais elle est à son minimum d'intensité. L'exsudat est beaucoup moins considérable, la trame peu épaissie et l'endothélium n'a qu'une seule couche de cellules, mais toutes sont hérissées, relevées en palissade et ne tiennent à la trame sous-jacente que par un pédicule. Ces volumineuses cellules pédiculées sont séparées les unes des autres par un exsudat fibrineux ; elles sont très remarquables en outre par la vésiculation qui porte sur la plupart des éléments ; chaque cellule présente dans son protoplasma une grande vacuole centrale qui repousse à la périphérie le protoplasma et les noyaux ; ces vacuoles ne prennent pas la matière colorante, et la thionine ne se fixe que sur le protoplasma du pédicule et de la calotte. Ces vacuoles présentent un contour très net ; ce ne sont pas des cavités remplies de substance colloïde ou muqueuse, sans quoi la matière colorante, picro-carmin ou thionine, donnerait une certaine teinte ; ce n'est pas non plus une dégénérescence albuminoïde, tant le contour de la vacuole est net et précis. Les noyaux ne se montrent jamais dans le pied, contrairement à ce que l'on voit dans les cellules caliciformes ; ils sont toujours rejetés dans la partie globuleuse de l'élément qui est en rapport avec la cavité pleurale. Les vacuoles contiennent presque toujours un ou plusieurs globules blancs, du type polynucléaire principalement ; les uns paraissent bien vivants, avec leur zone protoplasmique et leur noyau, les autres sont plus ou moins désintégrés. Par places, entre les cellules vésiculeuses existent des éléments endothéliaux hypertrophiés et en multiplication nucléaire, dont le protoplasma ne présente aucune trace d'altération. (La fig. 1, pl. IV, représente une partie de cette zone que nous décrivons.) Entre la deuxième et la troisième zone existent tous les intermédiaires ; l'exsudat, qui était abondant et formé de plusieurs couches, devient progressivement plus restreint. Les assises de cellules disparaissent, quelques cellules vacuolaires se montrent et on arrive à l'unique couche endothéliale tuméfiée et tout entière vésiculeuse.

Observation VI

Inflammation pleurale par le nitrate d'argent. — Adhérences. — Pièce de quatre jours.

Une injection de 2 c.c. de nitrate d'argent à 1 p. 100 est faite avec une seringue de Roux dans un espace intercostal droit chez un chien. La peau avait été préalablement aseptisée par une brûlure superficielle. Quelques secondes après l'injection le chien a des nausées et rend un liquide spumeux.

L'*autopsie* est pratiquée quatre jours pleins après l'injection.

A l'ouverture du thorax, on trouve à droite une pleurésie exsudative et adhésive, caractérisée par de nombreuses fausses membranes, jeunes, très fragiles, s'étendant d'une plèvre à l'autre et qui pour la plupart se rompent au cours des manipulations. Là où il n'y a pas d'adhérence, la plèvre pulmonaire est congestionnée, rugueuse, en langue de chat. Dans la région où les fausses membranes sont surtout abondantes, on trouve dans le poumon un noyau de couleur noirâtre, du volume d'une cerise, représentant le point où l'aiguille a pénétré dans le parenchyme pulmonaire. Du côté gauche il n'existe aucune lésion.

Le microscope démontre que le noyau noirâtre est un bloc mortifié, très hémorrhagique, absolument comparable à celui que détermine la cautérisation par le feu. Les parties voisines de la plèvre pulmonaire présentent des lésions identiques à celles qui ont été décrites dans l'observation précédente. L'injection, ayant été poussée trop profondément, a pénétré en majeure partie dans le poumon et le noyau de mortification se comporte de la même manière que l'îlot brûlé. La plèvre se montre recouverte de fibrine disposée en couches superposées : les stratifications sont séparées les unes des autres par des assises de grandes cellules endothéliales parallèles à la surface pleurale, anastomosées les unes avec les autres.

La constitution différente des zones fibrineuses, dont les unes sont aréolaires, les autres lamellaires par l'assemblage de filaments parallèles, dénote clairement que la fibrine s'est formée par dépôts successifs apparaissant à la base de la fausse membrane, les nouvelles couches repoussant du côté de la cavité celles précédemment formées. Il est fréquent de rencontrer des anastomoses cellulaires dirigées perpendiculairement à la surface pleurale, constituées par des cellules qui montent dans les interstices de la fibrine, reliant les plans cellulaires qui marquent la limite de chaque zone fibrineuse. Les globules rouges et les leucocytes sont disséminés dans l'exsudat et un grand nombre d'entre eux présentent des aspects de désintégration. La trame pleurale est épaissie, les vaisseaux sont dilatés et gorgés de sang, les cellules conjonctives hypertrophiées et en multiplication. Comme dans les pièces obtenues par le thermocautère, la formation des néo-vaisseaux au quatrième jour est beaucoup moins marquée que dans les inflammations pleurales par ligature. Cependant dans cette pièce, on voit sur certains points partir, des vaisseaux dilatés de la trame, des canaux limités par une double rangée de cellules ; ces néo-vaisseaux qui montent dans la fausse membrane ont une lumière assez étroite, suffisante cependant pour contenir d'assez nombreux globules blancs et quelques rouges ; on les voit se terminer dans la fausse membrane soit en pointe par l'union de deux cellules bordantes, soit brusquement, le vaisseau sortant du plan de la coupe.

Si l'on tend directement sur une lame quelques débris des fausses membranes qui unissent les deux feuillets pleuraux, on voit qu'elles sont constituées par de la fibrine contenant entre ses fibrilles d'assez nombreux leucocytes et des cellules allongées absolument comparables aux cellules conjonctives et endothéliales qui forment l'exsudat pseudo-membraneux. Ces adhérences jeunes ne contiennent aucune apparence de vaisseaux.

Observations VII

Inflammation pleurale par le nitrate d'argent. — Adhérences des deux côtés. Pièce de dix jours.

Une injection de 2 c. c. de nitrate d'argent au centième est poussée dans la cavité pleurale droite d'un chien ; au quatrième jour, un caillot sanguin et de la fibrine pris sur un autre chien sont introduits dans la même plèvre.

L'*autopsie* est faite dix jours après l'injection. On trouve à droite de nombreuses adhérences filamenteuses tout autour de la région où a pénétré l'injection, et au milieu des adhérences se reconnaissent la fibrine et le caillot introduits dans un second temps ; à gauche existe une adhérence très limitée. Cette particularité de rencontrer une inflammation adhésive à gauche, bien que le nitrate d'argent n'ait été injecté que du seul côté droit, indique bien que les cavités pleurales chez le chien se communiquent.

L'adhérence gauche très limitée présente un aspect histologique tout à fait comparable aux adhérences par ligature de huit à dix jours. Les néo-vaisseaux sont nombreux, bien formés, à endothélium aplati et non bourgeonnant ; ils sont remplis de globules rouges. La fibrine n'a plus sa coloration caractéristique, ce n'est que par places que l'on rencontre des blocs de coloration verte ; ailleurs les cellules sont séparées par une substance fondamentale qui prend mal la coloration ; on est dans la période intermédiaire qui va de la disparition de la fibrine à l'apparition des fibrilles conjonctives. Il est d'ailleurs impossible de préciser l'âge de cette adhérence, puisque l'inflammation ne s'est produite que par propagation.

Les adhérences de droite ne présentent pas d'autres particularités que le mélange de lésions anciennes et de lésions plus récentes. En effet, au milieu des adhérences et des lésions inflammatoires de dix jours, se rencontre de la fibrine adhérente aux parties voisines et où l'organisation est beaucoup moins avancée. Dans les parties plus jeunes, caractérisées par une coloration verte persistante, les cellules sont encore à la phase d'hypertrophie et de multiplication active, les néo-vaisseaux se créent. Sur les autres points au contraire, le réseau cellulaire est formé d'éléments beaucoup moins volumineux, moins régulièrement orientés en stratifications parallèles à la surface pleurale; les fibrilles conjonctives, remarquables par leur coloration rougeâtre, apparaissent dans la substance interstitielle. Le poumon sous-jacent présente des lésions de pneumonie déjà décrites; il est très fréquent de rencontrer dans l'adhérence, comme au niveau des parois alvéolaires, des cellules granuleuses d'Ehrlich remarquables par leur fond de coloration rouge sur lequel ressortent les granulations en bleu foncé.

Observation VIII

Inflammation de la plèvre après introduction d'un bloc de fibrine cuite. — Pièce de trois jours et demi.

Quelques instants avant l'opération, un chien est saigné aseptiquement. Le sang est recueilli dans un vase où il est battu pour en isoler la fibrine ; un bloc de cette fibrine est laissé dans l'eau bouillante pendant un quart d'heure et servira à l'opération.

La cavité pleurale d'un autre chien est ouverte suivant la technique décrite au chapitre IV, la fibrine cuite y est introduite, et un double plan de sutures ferme la plaie : pansement sec et appareil plâtré. Après trois jours et demi, le chien est sacrifié. La plaie est bien réunie, pas de traces d'exsudation louche ou purulente On trouve la fibrine accolée à la plèvre pariétale tout à l'entour de l'orifice d'entrée et très adhérente : rien d'anormal sur le poumon. A *l'examen microscopique*, on peut constater que la fibrine forme un champignon solidement implanté et fixé sur la plèvre pariétale : ce champignon est déjà très fragmenté, très dissocié, présentant de nombreuses fissures. La coloration n'est pas uniforme sur tous les points ; là, la thionine donne une coloration vert intense au niveau principalement des portions condensées et peu dissociées ; ailleurs, la fibrine se teinte seulement en jaune verdâtre.

Le champignon présente nettement trois couches différentes d'aspect. La zone profonde repose sur la trame pleurale : cette trame est épaissie et les éléments cellulaires en prolifération et en multiplication forment plusieurs assises dont la direction générale est parallèle à la surface pleurale.

Les fibrilles conjonctives normales ne se voient plus, les vaisseaux sont dilatés et gorgés de sang, les leucocytes infiltrent le tissu ; au contact de la fibrine on voit les cellules endothéliales et conjonctives se relever et entrer dans la couche profonde du champignon. Ces grandes cellules de forme triangulaire, losangique ou fusiforme, à prolongements immenses s'appliquant contre les filaments fibrineux, à noyaux multiples volumineux et contenant toujours un ou plusieurs nucléoles, sillonnent avec une luxuriance remarquable cette partie profonde du bloc de fibrine. Elles s'anastomosent dans tous les sens et forment un lacis inextricable.

La vaso-formation est déjà très nette : en certains points on voit, dans une fissure de la fibrine, monter côte à côte deux files de cellules qui laissent entre elles une lumière très étroite ; ailleurs, le néo-vaisseau se montre sur une coupe transversale. La plupart de ces vaisseaux néoformés ne contiennent que de la fibrine : quelques-uns montrent un ou plusieurs globules blancs qui remplissent toute la lumière et semblent avoir été envoyés en éclaireurs, pour préparer la cavité du vaisseau. Il est exceptionnel de voir des globules rouges dans ces canaux ; sur certains points la fibrine montre des cavités le plus souvent remplies de globules rouges, et le long des filaments fibrineux qui bordent l'excavation courent des cellules connectives.

La couche moyenne du champignon est dépourvue d'éléments conjonctifs, elle ne présente que des leucocytes et des globules rouges : les uns, de provenance ancienne, sont restés inclus dans le bloc au moment même où le sang a été battu, fait dont on s'assure facilement en examinant un fragment de fibrine immédiatement après le battage ; les autres, de provenance récente, sont arrivés par diapédèse. Les leucocytes, nombreux à ce niveau, sont peu abondants dans les zones inférieure et supérieure du champignon fibrineux ; ils semblent fuir devant la prolifération des cellules et se réfugier là où elles n'ont pas encore pénétré ; le fait a déjà été constaté par M. Ranvier dans les plaies de la cornée.

La zone supérieure présente à sa surface qui est directement en rapport avec la cavité pleurale un réseau complet de grandes cellules, réseau qui se continue directement à chaque extrémité avec les cellules de la plèvre préexistante ; ce réseau cellulaire est souvent recouvert par du sang sur sa face libre ; par sa face profonde il envoie dans le champignon fibrineux, dès qu'il se présente la moindre fissure, des éléments cellulaires largement anastomosés les uns avec les autres. En somme le bloc fibrineux présente, à sa partie profonde et à sa partie superficielle, de nombreuses cellules connectives qui l'encerclent complètement, laissant seulement au centre une zone purement fibrineuse, riche en globules sanguins.

Observation IX

Inflammation pleurale après introduction d'un bloc de fibrine crue. — Pièce de quatre jours.

L'opération est conduite de la même façon que dans l'observation précédente, la seule différence réside en ce que le fragment de fibrine n'a pas été préalablement passé à l'eau bouillante. L'animal est sacrifié quatre jours après l'opération. La plaie ne présente pas la moindre trace de suppuration. La fibrine se présente sous la forme d'un petit bourgeon implanté sur la plèvre pulmonaire.

L'examen microscopique montre des lésions très analogues à celles de l'observation précédente et nous n'insisterons que sur les quelques différences qui séparent les deux pièces.

La fibrine n'étant pas cuite prend la matière colorante d'une manière beaucoup plus intense ; elle est formée d'une série de faisceaux parallèles disposés en lames et de filaments qui s'arrondissent pour former des aréoles : on voit fréquemment des faisceaux condensés entourer un bloc aréolaire. De plus la fibrine est beaucoup moins fragmentée, beaucoup moins dissociée que dans la pièce précédente. Les leucocytes n'ont pas été altérés par la cuisson, la plupart sont polynucléaires et se colorent bien. Quoique la pièce soit plus ancienne que la précédente, la végétation des grandes cellules à l'intérieur du champignon est moins avancée, les éléments semblent avoir pénétré moins loin.

Au niveau de la zone inférieure de la fibrine, là où pénètrent les cellules endothéliales et conjonctives, là où se fait l'union, il y a de très nombreux globules rouges épanchés. Les néo-vaisseaux sont très abondants et pour la plupart remplis de globules rouges ; à la limite même de la pénétration des cellules, on voit souvent de grands espaces remplis d'hématies et bordés par des cellules plates ; il est difficile de préciser s'il s'agit là de néo-vaisseaux dilatés où la circulation est active, ou au contraire si l'on est seulement en présence d'un interstice rempli de globules rouges et dont les cellules connectives ont comme toujours tapissé les bords. (La figure 2, planche II, représente la portion de fibrine organisée qui repose sur une trame pleurale épaissie de par la multiplication des éléments fixes et l'infiltration leucocytique ; la trame n'est pas représentée dans cette figure dont la partie supérieure s'arrête là où la fibrine ne présente plus que de rares éléments cellulaires.) Tous les néo-vaisseaux ne sont pas remplis de globules rouges, il en est quelques-uns plus récents, reconnaissables à leurs cellules bordantes unies irrégulièrement et seulement par leurs prolongements, qui ne renferment qu'un peu de fibrine et des globules blancs. (Les figures de néoformation vasculaire qui constituent la planche III sont tirées de cette pièce.)

Nulle part on ne rencontre de cellules vaso-formatives dont le protoplasma se creuse et contienne des globules rouges ; mais partout on peut voir des grandes cellules cheminer parallèlement et limiter des cavités plus ou moins larges. La zone moyenne du bloc est à peu près uniquement fibrineuse, on n'y rencontre aucune grande cellule conjonctive et très peu de leucocytes. La zone supérieure qui est en rapport avec la cavité ne contient aucun élément conjonctif ou endothélial, contrairement à la figure précédente, mais les leucocytes sont assez abondants. Le bourgeon étant beaucoup plus volumineux, il semble que les cellules d'organisation n'ont pu encore l'encercler totalement ; mais on peut les suivre étalées à la périphérie du bloc, dans les régions avoisinantes de la plèvre pulmonaire. Le poumon sous-jacent présente, au-dessous de l'implantation du bloc, de l'inflammation alvéolaire dans une zone assez limitée. Les parois sont épaissies, les cellules fixes plus abondantes, les vaisseaux dilatés et congestionnés. La cavité de l'alvéole présente un endothélium tuméfié, un peu d'exsudation fibrineuse dans laquelle apparaissent des globules rouges et des globules blancs.

En résumé, cette pièce, comparée à la précédente, montre que la fibrine est beaucoup plus homogène, les globules blancs plus abondants, les néo-vaisseaux à un stade plus avancé ; mais la prolifération cellulaire, en raison du volume du champignon, laisse en dehors d'elle une plus grande surface.

Observation X

Inflammation pleurale après introduction dans la cavité de la séreuse d'un bloc de fibrine crue. — Pièce de dix jours.

Lorsqu'après dix jours on sacrifie l'animal, on ne trouve rien d'anormal sur la plèvre pulmonaire ; tout autour de l'orifice d'entrée sur la plèvre pariétale, se montre un épaississement blanchâtre. L'examen microscopique de cet épaississement montre qu'il est constitué par un tissu conjonctif jeune encore et riche en éléments cellulaires volumineux, dont le pouvoir vaso-formateur se traduit par un abondant réseau de vaisseaux nouveaux à parois complètement formées, à cellules endothéliales aplaties. Les éléments cellulaires, déjà notablement moins volumineux que dans les pièces de quatre jours, sont séparés par un tissu interstitiel fibrillaire ; ce sont des fibrilles conjonctives naissantes auxquelles la thionine donne une coloration rougeâtre. Au niveau de la cavité, ce tissu est recouvert par des cellules qui s'orientent parallèlement à la surface ; elles esquissent un endothélium normal et sont recouvertes par une mince bande de fibrine remplie de leucocytes. Sur un certain nombre de points on rencontre des blocs fibrineux inclus dans le jeune tissu fibro-cellulaire.

Sur les côtés de cet épaississement visible à l'œil nu, la trame pleurale est épaissie, les vaisseaux sont dilatés, l'endothélium est représenté par plusieurs couches de cellules qui sont plus globuleuses, moins plates qu'à l'état normal.

En somme, après dix jours, la fibrine a pour ainsi dire presque complètement disparu, laissant une plèvre épaissie par du tissu conjonctif de nouvelle formation.

Observation XI

Inflammation pleurale après introduction d'un bloc d'éponge dans la cavité de la séreuse. — Pièce de cinq jours et demi.

On introduit par pleurotomie dans une même cavité pleurale : 1° un bloc d'éponge qui sort de l'eau bouillante ; 2° un bloc d'éponge qui a été porté à l'ébullition dans de l'eau tenant en suspension de l'encre de Chine ; 3° une rondelle de moelle de sureau sortant du sublimé au millième.

L'autopsie est pratiquée cinq jours et demi après l'opération : la plaie est parfaitement réunie, il n'y a nulle part trace de suppuration. La rondelle de moelle de sureau n'est pas adhérente, elle est trouvée libre dans la cavité mais recouverte de fibrine. Sur un point de la plèvre pulmonaire on trouve un des blocs d'éponge solidement fixé sur le poumon ; cette adhérence s'est faite au niveau d'une scissure ; nulle part on ne retrouve le deuxième bloc ; on note cependant, avant toute coupe des pièces, que l'éponge adhérente repose sur une base très indurée ; lorsque l'on pratique des coupes pour recueillir des fragments destinés à être inclus, on trouve que la base indurée dont nous avons parlé n'est rien autre chose que le deuxième bloc d'éponge, qui était invisible sur la pièce macroscopique en raison de son engagement dans une scissure pulmonaire.

Les coupes sont un peu différentes suivant les points où porte l'examen. Les coupes d'un fragment B montrent très nettement et l'éponge superficielle et l'éponge profonde. Un autre fragment A ne comprend que l'éponge superficielle.

Pièce A. — On ne voit qu'une des éponges reposant sur la plèvre ; la portion la plus éloignée de la base de fixation montre, en bleu foncé, les corpuscules propres de l'éponge qui sont des blocs de spongine, substance analogue à la cellulose ; entre ces corpuscules existe un grand nombre de leucocytes pour la plupart polynucléaires ; ils sont plongés dans une masse bleu clair qui est de la fibrine ; cet exsudat fibrineux se montre plus nettement dans ces régions que dans la partie inférieure où la prolifération cellulaire intense le masque et l'a en partie désintégré pour s'en nourrir ; il est fréquent de rencontrer, dans le protoplasma des leucocytes, des particules d'encre de Chine, dont une des deux éponges avait été imbibée. Au niveau du point d'implantation, la trame pleurale très riche en cellules multipliées et hypertrophiées se continue directement dans l'éponge ; les grandes cellules conjonctives et endothéliales ont envahi toute la région inférieure du corps étranger, elles forment un riche réseau d'éléments énormes, chargés de noyaux, qui se présentent par places sous l'aspect moniliforme, chaque renflement contenant un noyau. En certains points les cellules montent côte à côte, formant des vaisseaux assez nombreux. De ces vaisseaux, les uns ne sont qu'ébauchés avec une lumière étroite ne contenant aucun globule, ailleurs les canaux néoformés sont remplis de sang. Les grandes cellules, tout comme les leucocytes, ont absorbé un assez grand nombre de particules d'encre de Chine qui apparaissent en noir dans leur protoplasma.

Mais le détail le plus caractéristique est l'apparition de nombreuses cellules géantes autour des corpuscules propres de l'éponge dans cette zone inférieure ; elles se montrent sous l'aspect de plaques protoplasmiques énormes, chargées de noyaux ; ces noyaux sont clairs, nucléolés, réguliers, quelquefois arrondis mais le plus souvent ovalaires ; ils remplissent à peu près tout l'élément et se montrent aussi bien au centre qu'à la périphérie; nulle part ils n'ont de tendance à se disposer en couronne laissant au centre une zone protoplasmique libre ; leur nombre varie suivant le volume de l'élément ; il est des petites cellules géantes qui n'ont que huit à dix noyaux, d'autres en ont cinquante, soixante et même plus. Ces cellules présentent des formes très variées; on peut dire que d'une manière générale, elles tendent à englober complètement le corps étranger ; elles poussent des prolongements le long des bords de la masse de spongine, ce qui leur donne des aspects en croissant; lorsqu'elles sont arrivées à englober complètement le corps étranger, elles prennent une forme annulaire irrégulière, formant une bague à chàton. Ces prolongements protoplasmiques souvent minces et délicats peuvent ne pas contenir de noyaux et leur limite est quelquefois fort difficile à établir nettement ; leur protoplasma étant peu coloré se fond, pour ainsi dire, avec la substance interstitielle ou avec celle des éléments voisins; au contraire, le corps même de l'élément présente une coloration bleue intense par la thionine, plus marquée que sur les autres éléments conjonctifs ou endothéliaux, et les noyaux clairs se détachent nettement sur ce fond fortement coloré. Ce protoplasma est parfaitement homogène, on n'a nullement l'idée d'une agglomération d'éléments; il n'est pas rare de voir apparaître dans l'intérieur de la cellule géante des vacuoles au niveau desquelles la coloration est nulle, si bien que l'élément présente une ou plusieurs zones blanches généralement arrondies. Ces vacuoles peuvent être vides ou contenir des débris protoplasmiques ou nucléaires, ou bien encore des particules d'encre de Chine ; ces cellules paraissent donc nettement phagocytaires. Toujours elles se montrent au contact immédiat du corps étranger ; quelquefois sur nos préparations elles entourent un espace vide ou sont quelque peu éloignées du corpuscule ; il s'agit toujours dans ces cas de corpuscules qui ont disparu au cours des manipulations ou qui ont été seulement déplacés, car les cellules géantes ont toujours alors une forme excavée dont la concavité embrasse le corpuscule ou la place qu'il occupait.

Il est assez fréquent d'observer des amas de leucocytes autour de ces corpuscules de spongine dans des portions de l'éponge plus éloignées, là où l'organisation cellulaire n'est pas encore complète. Le poumon sous-jacent présente des lésions d'inflammation, et dans toute la région qui avoisine l'éponge les alvéoles sont remplis de bourgeons fibrineux qui contiennent des cellules endothéliales et des leucocytes.

Pièce B. — Dans cette pièce se voient les deux éponges : l'éponge profonde est incluse complètement dans le poumon, elle est chargée de particules ténues d'encre de Chine; dans ses parties centrales apparaissent les corpuscules propres fortement colorés et de nombreux leucocytes polynucléaires contenant des particules pigmentaires; en certains points des leucocytes beaucoup plus gros à noyaux volumineux et uniques (leucocytes mononucléaires ou macrophages) apparaissent absolument bourrés de particules de noir. Dans les portions qui avoisinent les plèvres, de grandes cellules conjonctives et endothéliales pénètrent dans l'éponge, au sein de l'exsudat fibrineux. Il est facile d'observer que beaucoup de ces grandes cellules ont absorbé comme les leucocytes des grains de pigment.

L'éponge superficielle est beaucoup plus intéressante. A son voisinage la plèvre pulmonaire est irritée, la trame est épaissie, infiltrée de globules blancs; les éléments cellulaires plats et peu nombreux à l'état normal ont proliféré activement; ils sont volumineux, à prolongements considérables; on ne voit plus les fibrilles conjonctives. L'endothélium est à plusieurs couches de cellules très hypertrophiées, toutes dirigées dans le même sens parallèlement à la surface libre; entre ces éléments proliférés est une substance interstitielle colorée en vert clair et qui est de la fibrine. En considérant l'éponge, on peut voir que la face qui regarde la cavité pleurale est recouverte de cellules plongées dans de la fibrine; l'endothélium pleural a complètement recouvert l'éponge, l'a englobée; ce ruban de cellules englobantes est constitué par des éléments cellulaires disposés en couches superposées; ils ont des prolongements immenses rayonnant et s'anastomosant dans l'exsudat fibrineux; chacun d'eux contient plusieurs noyaux. Cette couche cellulaire s'enfonce dans l'intérieur de l'éponge; de plus, entre les corpuscules existe de la fibrine dans laquelle les cellules prolifèrent activement. Un peu partout se montrent des figures de vaisseaux néoformés, remplis de sang, si bien que les préparations donnent l'idée d'un tissu caverneux. Toutes les masses de spongine colorées en bleu foncé, qui sont situées à la périphérie de l'éponge, présentent autour d'elles des cellules géantes telles que nous les avons décrites dans la pièce A. Dans les parties centrales de l'éponge on ne trouve aucun élément géant mais seulement de la fibrine, des leucocytes et de rares éléments conjonctifs allongés. Le poumon sous-jacent présente dans la zone bordante des lésions de pneumonie.

Observation XII

Inflammation pleuro-pulmonaire après injection d'encre de Chine. — Pièce de cinq jours.

L'encre de Chine liquide, qui va servir à l'injection, est préalablement portée à 100° pour en détruire les éléments septiques. Une injection de 2 c. c. est faite avec une aiguille ordinaire. L'autopsie du chien, faite après cinq jours, démontre que la plus grande quantité du liquide a été poussée dans le parenchyme pulmonaire même. En un point apparaît un bloc foncé, farci de particules étrangères : tout autour se montrent sur la plèvre pulmonaire des placards noirs sous la forme de traînées sinueuses qui réalisent comme une injection colorée du système lymphatique pleural. La plèvre qui recouvre la zone pulmonaire lésée par l'injection est épaissie et porte une fausse membrane blanchâtre reposant sur une base indurée.

L'*examen des pièces* démontre que la base indurée est une zone de pneumonie. L'épithélium alvéolaire est tuméfié, les cellules volumineuses; les travées interalvéolaires épaissies, infiltrées de leucocytes, montrent de nombreux capillaires dilatés. La cavité des alvéoles contient de la fibrine et de nombreuses particules de la matière injectée. On trouve de plus des globules blancs dont quelques-uns sont polynucléaires; mais le plus grand nombre appartiennent au type mononucléaire ou macrophage et sont surchargés de noir; ils apparaissent nettement, suivant l'idée de M. Metchnikoff, comme les leucocytes balayeurs; ce sont eux qui, rentrant dans la circulation, colorent et dessinent le réseau lymphatique en noir. Tout autour du bourgeon fibrineux intra-alvéolaire rempli de leucocytes, se montrent de grosses cellules à prolongements s'anastomosant les uns avec les autres et qui présentent des noyaux bourgeonnants; beaucoup contiennent des particules de pigment; elles forment comme une enveloppe à une ou plusieurs couches autour de l'exsudat intra-alvéolaire. Par places on peut voir ces cellules réunies par leur prolongement à la paroi même de l'alvéole.

La plèvre qui recouvre ce noyau hépatisé est fortement épaissie et en prolifération cellulaire intense. L'endothélium est constitué par des cellules hypertrophiées, fortement colorées, formant plusieurs assises; les noyaux sont en multiplication et ces cellules sont plongées dans une masse de fibrine plus ou moins épaisse; sur certains points la fibrine et les cellules sont recouvertes d'amas de globules rouges. Dans cette fausse membrane inflammatoire, il n'y a qu'un très petit nombre de globules blancs et aucune particule de la substance injectée.

Observation XIII

Pleurésie séreuse après introduction de moelle de sureau aseptique dans la cavité pleurale d'un chien. — Pièce de quatre jours.

Deux rondelles de moelle de sureau stérilisées, l'une par l'eau bouillante, l'autre par le sublimé à 1/1000 bouillant, sont introduites dans la cavité pleurale d'un chien suivant la technique déjà indiquée. Après quatre jours l'animal est sacrifié. Réunion parfaite de la plaie sans aucune trace d'infection. A l'ouverture de la cage thoracique, on trouve un épanchement séreux légèrement teinté par du sang. On peut évaluer la quantité de liquide à un quart de litre : les deux rondelles de moelle de sureau nagent dans le liquide, elles sont recouvertes d'un exsudat fibrineux. Les plèvres présentent sur leur plus grande étendue un aspect dépoli et des fausses membranes fibrineuses; le poumon est ratatiné, rouge foncé, résistant au toucher et à la coupe : un bloc de ce poumon plongé dans l'eau gagne immédiatement le fond du vase.

Des coupes fines des rondelles de moelle de sureau montrent qu'elles sont recouvertes sur toutes leurs faces par un exsudat fibrineux qui présente deux couches distinctes; la couche profonde qui est au contact de la rondelle est formée de fibrine remplie de nombreux leucocytes : une couche externe qui renferme, outre la fibrine et les globules blancs, de nombreuses grandes cellules à longs prolongements qui se montrent souvent soudés les unes aux autres avec des noyaux en multiplication très active.

Les coupes de la plèvre pariétale dénotent un épaississement considérable de la trame pleurale, les capillaires sont dilatés et remplis de sang, les cellules conjonctives nombreuses et volumineuses; il est fréquent de rencontrer une exsudation de globules rouges soit dans la trame, soit entre la trame et l'exsudat. La trame est recouverte d'un exsudat fibrineux qui présente l'aspect stratifié déjà décrit dans les inflammations pleurales par le thermocautère, le nitrate d'argent, et que nous retrouverons dans les pleurésies métapneumoniques ; la fibrine forme une série de lames parallèles les unes aux autres et chaque lame est recouverte d'une assise de grosses cellules endothéliales anastomosées.

Les lésions de la plèvre pulmonaire sont absolument analogues ; la vasodilatation de la trame et l'infiltration sanguine sont encore plus marquées ; en certains points il y a une véritable nappe sanguine double, à la surface de l'exsudat d'une part et d'autre part à la limite de l'exsudat et de la trame pleurale. A la base de la fibrine on trouve des vaisseaux néoformés qui contiennent des globules rouges dans leur intérieur. Le poumon sous-jacent présente également une extrême turgescence des vaisseaux capillaires avec infiltration sanguine et des lésions de pneumonie.

Observation XIV

Inflammation pleuro-pulmonaire autour d'une aiguille incluse dans le parenchyme. — Pièce de six jours.

Au cours d'une ligature costo-pulmonaire, l'aiguille qui servait à l'opération fut cassée et resta en place. Le chien fut sacrifié après six jours : l'aiguille fut retrouvée incluse dans le parenchyme pulmonaire; autour d'elle le poumon présentait une induration manifeste et formait un noyau saillant recouvert d'une plèvre épaisse, portant des fausses membranes.

Sur une coupe perpendiculaire au trajet de l'aiguille les lésions histologiques sont les suivantes : une cavité centrale où était le corps étranger ; tout autour, un anneau compact de globules blancs ; plus en dehors une zone fibrineuse dans laquelle se trouvent des globules rouges pour la plupart en dégénérescence, représentés seulement par des particules de pigment brun, et des globules blancs dont quelques-uns ont englobé les débris des globules rouges ; vient ensuite une zone fibrineuse dans laquelle s'anastomosent de nombreuses grandes cellules conjonctives, enfin le poumon.

Le parenchyme pulmonaire est enflammé, les parois alvéolaires ont des capillaires très dilatés ; ces parois présentent un épaississement considérable empiétant sur la cavité alvéolaire qui contient dans son intérieur un bourgeon fibrineux ; ces lésions pulmonaires se montrent dans une assez grande étendue, tout autour du corps étranger. La plèvre pulmonaire est très altérée, sa trame est très épaisse, les cellules conjonctives nombreuses et volumineuses, les vaisseaux énormes remplis de sang ; quelques-uns sont rompus et ont donné naissance à des extravasations de globules rouges. La plèvre est recouverte d'un exsudat fibrineux que l'on distingue nettement de la trame épaissie en raison de sa coloration : la trame a une coloration bleu rougeâtre, l'exsudat une teinte bleu verdâtre; cet exsudat qui date déjà de six jours est très fortement organisé, la fibrine n'a plus qu'une coloration pâle, elle est fissurée, craquelée, les cellules endothéliales et conjonctives y végètent en abondance suivant de préférence les fissures ; les néo-vaisseaux sont nombreux, les uns complètement formés et contenant du sang, les autres seulement à l'état de formation ; sur des coupes épaisses il est facile de suivre et de voir la communication entre les vaisseaux de la trame et ceux de l'exsudat ; souvent le vaisseau nouveau forme anse dans la fausse membrane ; parti de la trame, on l'y voit revenir après s'être recourbé ; les ruptures de ces néo-vaisseaux doivent être fréquentes ou tout au moins ils laissent facilement sortir les globules sanguins par diapédèse, étant donné que l'on trouve de nombreux amas de globules rouges dans les interstices de la fibrine.

Observation XV

Pneumonie chez l'homme ayant duré huit jours ; inflammation pleurale concomitante.

Un homme de 45 ans est soigné à l'Hôtel-Dieu dans le service de M. le Professeur Cornil pour une affection pneumonique ; il succombe au huitième jour ; à l'autopsie on trouve une pneumonie droite totale ; la plèvre qui recouvre le poumon malade est fortement enflammée avec de nombreuses fausses membranes fibrineuses. Il n'y a pas trace d'épanchement. Après inclusion dans la paraffine, on pratique l'*examen histologique* de fragments de cette plèvre. Ce qui frappe dans cette pièce, comme dans toutes les autres inflammations pleurales pneumococciques chez l'homme, c'est la présence d'une zone vasculaire extraordinairement marquée à tel point qu'elle forme un véritable lac sanguin, zone située entre les parois des alvéoles superficiels et la trame de la plèvre pulmonaire : elle occupe par conséquent la partie profonde de la plèvre, la région sous-pleurale. Les coupes montrent sur un poumon hépatisé une fausse membrane fibrineuse assez épaisse ; à un faible grossissement la partie basale de la plèvre préexistante se présente comme une véritable zone caverneuse : c'est une bande constituée par une série de vaisseaux remplis de sang, coupés transversalement, énormément dilatés, limités par un endothélium nettement dessiné ; les cellules sont en effet très hypertrophiées, bien isolées tant le vaisseau est dilaté, se tenant seulement par leurs extrémités effilées ; dans ces vaisseaux se montrent des globules rouges tassés les uns contre les autres et quelques leucocytes ; ces vaisseaux, au lieu de se présenter toujours sous la forme de ronds très réguliers, montrent quelquefois des prolongements irréguliers, de véritables bourgeonnements également remplis de sang ; ce ne sont pas des effractions, puisque ces bourgeonnements sont eux-mêmes limités par un endothélium, ce sont des anses qui tendent à monter dans l'exsudat. Ce lac sanguin est situé profondément, presque toujours sur une seule rangée, appliquée contre la paroi des alvéoles et au milieu de granulations charbonneuses. Au-dessus se trouve la trame pleurale proprement dite très épaissie : l'hypertrophie tient surtout à l'épaississement et au gonflement du tissu interstitiel qui reste incolore sur la coupe ; ce tissu est rempli de cellules conjonctives volumineuses, en multiplication, à un ou plusieurs noyaux, et dont la plupart sont dirigées parallèlement à la fausse membrane ; les leucocytes sont assez nombreux, sur certains points ils sont prédominants autour des vaisseaux. A la limite de la trame pleurale et de l'exsudat on voit assez souvent des cellules granuleuses, dont le noyau n'est pas visible, qui présentent un aspect rougeâtre par la thionine et qui paraissent être des cellules d'Ehrlich. A ce même niveau les grandes cellules sont presque toujours massées en plus grand nombre, formant une couche continue qui attire l'œil par une coloration plus intense que la zone sus et sous-jacente.

La fausse membrane est caractérisée par sa coloration vert clair qui contraste avec la coloration violet rougeâtre de la zone sous-jacente ; elle est constituée par une série de lames fibrineuses qui se présentent soit sous la forme lamellaire, soit sous la forme aréolaire ; quelquefois ces deux aspects alternent, se mélangent, donnant un ensemble qui rappelle une toile d'araignée ; ces zones différentes dans leur constitution ne prennent pas également la matière colorante ; la coloration est plus verte sur les zones lamellaires, plus bleue sur les zones aréolaires. (Voir la fig. 2, pl. IV.) Aussi sont-elles faciles à distinguer les unes des autres au moindre examen. Cet exsudat semble manifestement être constitué par des couches qui se sont formées successivement. Entre ces couches existent comme des zones de raccordement se présentant avec une coloration plus claire, et c'est dans ces zones que se blottissent principalemement les éléments cellulaires, globules blancs poly et mononucléaires, cellules conjonctives et endothéliales ; mais quelle énorme différence avec les exsudats expérimentaux décrits dans les observations précédentes : les cellules sont rares, beaucoup moins volumineuses, à prolongements courts, presque toujours isolées les unes des autres, comme perdues dans l'exsudat ; elles forment une couche unique séparant les zones fibrineuses les unes des autres ; elles ont une direction parallèle à la surface de la plèvre. Dans l'épaisseur même de la fibrine on trouve des globules blancs et de très rares cellules fusiformes ; il n'y a plus, comme dans les inflammations par le thermocautère et par le nitrate d'argent où la fibrine se présentait également en stratifications, ces riches réseaux cellulaires anastomotiques qui montaient perpendiculairement, reliant entre elles les différentes assises de cellules.

La zone de fibrine la plus superficielle, celle qui est en rapport avec la cavité pleurale, se colore très fortement ; elle est en effet beaucoup plus riche en globules blancs que le reste de l'exsudat : ces leucocytes forment là une véritable couche continue de plusieurs rangs d'épaisseur ; la fibrine constitue des aréoles à parois peu nettes, comme démembrées, fragmentées, dans lesquelles sont contenus les globules blancs ; on n'y voit généralement pas de cellules connectives. En somme, l'ensemble de la plèvre se présente avec une coloration claire entre deux zones très foncées, la plèvre préexistante en bas la couche leucocytaire en haut ; dans ces exsudats, on trouve peu de pneumocoques ; on arrive cependant à en rencontrer quelques-uns disposés soit sous la forme de diplocoques, soit en petites chaînes de trois ou quatre éléments : ils sont dans la fibrine ou autour du noyau dans le protoplasma cellulaire lui-même.

Observation XVI

Inflammation pleurale consécutive à une pneumonie chez l'homme.

Un homme de trente ans est transporté du dépôt de la Préfecture de Police dans les salles de l'Hôtel-Dieu ; il est dans un état de prostration tel qu'il est impossible d'obtenir le moindre renseignement. On ne peut donc savoir à combien de temps remonte la maladie. Il succombe quelques heures après son entrée.

A l'*autopsie* on trouve chez ce sujet véritablement taillé en hercule, dont le système musculaire était extraordinairement développé, une pneumonie droite totale avec un poumon énorme et une plèvre couverte de fausses membranes. Le poumon gauche est également pris, mais avec des lésions beaucoup plus récentes ; la plèvre qui le recouvre présente un aspect rugueux, dépoli, en langue de chat.

L'*examen histologique* de la plèvre montre une série de zones très dissemblables : la zone qui est en contact avec les alvéoles pulmonaires est remarquable par l'extrême dilatation de ses capillaires tous remplis de sang, bordés par un endothélium tuméfié ; entre ces vaisseaux sont de nombreux leucocytes et des grandes cellules conjonctives ; au-dessus est une zone claire dont le fond est constitué par une substance interstitielle qui ne prend pas la coloration. Il n'y a de colorées que les grandes cellules à longs prolongements et les leucocytes ; on y voit des vaisseaux dont quelques-uns sont rompus et laissent transsuder des globules rouges. La première zone était le tissu sous-pleural, l'autre la trame pleurale dont le tissu interstitiel extrêmement tuméfié était incolore.

Vient ensuite la fausse membrane nettement colorée en bleu verdâtre, séparée de la couche précédente par de grandes cellules qui courent parallèlement à la surface de la trame ; cet exsudat est assez compact, la fibrine est disposée en faisceaux de fibrilles parallèles ; on ne trouve pas d'aspect aréolaire ; dans la fibrine se trouvent surtout des globules blancs, et quelques rares cellules endothéliales isolées les unes des autres. Beaucoup de globules blancs n'ont d'apparent que leurs noyaux dans lesquels la nucléine s'est fragmentée et se présente sous forme de petites particules très colorées ; cette désintégration de la nucléine des noyaux se voit sur des leucocytes de tout type et dans toutes les zones.

Observation XVII

Pneumonie de dix jours chez l'homme. Inflammation pleurale concomitante.

Là, comme dans les observations précédentes, il n'y avait pas d'épanchement mais seulement une inflammation exsudative avec fausse membrane. A *l'examen microscopique* on trouve sur un poumon hépatisé une énorme augmentation de volume du tissu sous-pleural et de la plèvre pulmonaire, en même temps qu'une fausse membrane fibrineuse ; le tissu sous-pleural est remplacé par un réseau de vaisseaux dilatés remplis de sang, dont les parois sont isolées les unes des autres par un tissu interstitiel incolore contenant des leucocytes ; la trame sus-jacente est épaisse, présente un tissu interstitiel tuméfié ne prenant pas la matière colorante, des cellules plates énormes plus nombreuses que normalement, des globules rouges, des leucocytes et, point un peu particulier, une infiltration de fibrine se présentant par blocs entre les éléments cellulaires ; sur plusieurs autres pièces nous avons pu retrouver cet envahissement de la trame pleurale par de la fibrine très facilement reconnaissable à sa coloration spéciale. Les vaisseaux de la trame sont un peu moins volumineux que ceux de la zone sous-jacente ; ils sont sur plusieurs couches, coupés transversalement, quelques-uns situés immédiatement sous la bordure de grandes cellules qui se montrent à la limite de la trame et de la fausse membrane. L'exsudat fibrineux ne se colore pas uniformément : certains points prennent une coloration bleu foncé, ailleurs se montre une coloration vert clair ; il contient des globules blancs et des cellules endothéliales à pointes protoplasmiques. De plus on peut voir que quelques-uns des nombreux vaisseaux qui occupent la région superficielle de la trame se poursuivent dans la base de la fausse membrane ; on trouve assez souvent la coupe de vaisseaux dont une moitié est dans la fausse membrane, l'autre dans la plèvre pulmonaire. Tous les néo-vaisseaux qu'on peut voir dans cet exsudat sont toujours situés à sa partie profonde, au contact de la plèvre ; tous proviennent du bourgeonnement direct des vaisseaux préexistants, mais nulle part on ne voit en plein exsudat des cellules se disposer en séries parallèles pour limiter une cavité. On peut voir sur quelques points une anse vasculaire partir d'un vaisseau de la plèvre, former sa courbe dans l'exsudat et revenir dans la trame pour se continuer à plein canal avec un vaisseau ancien.

En somme cette pièce plus ancienne que les précédentes nous montre une pénétration de la fibrine dans la trame pleurale et un bourgeonnement des vaisseaux qui vascularise la portion profonde de l'exsudat.

Observation XVIII

Ligature costo-pulmonaire chez un chien. — Adhérence, suppuration. — Pièce de cinq jours.

Le chien est sacrifié après cinq jours; on constate que le fil trop serré a coupé le tissu cutané; il s'est produit de l'infection et la plaie a suppuré. Il existe une adhérence pleuro-pleurale et, tout autour d'elle, une légère exsudation purulente. Les phénomènes histologiques reproduisent dans leurs grandes lignes les lésions des adhérences aseptiques : exsudat fibrineux, cellules connectives anastomosées, vasoformation, mais il est un certain nombre de points qui différencient nettement les deux processus; les globules blancs sont beaucoup plus nombreux, ils infiltrent le tissu de l'adhérence. Dans la partie centrale de l'adhérence ils existent seuls; dans les zones qui touchent les plèvres pariétales et pulmonaires, la fibrine contient, outre les globules blancs, des cellules conjonctives et endothéliales; mais la prolifération de ces cellules est moins active, moins multipliée que dans les types aseptiques; bien que l'on soit au cinquième jour la végétation cellulaire n'a pas encore gagné le centre de l'adhérence : les néo-vaisseaux ne font qu'apparaître et pour la plupart ne contiennent pas le moindre globule sanguin.

En dehors de l'adhérence, les plèvres sont séparées par un espace rempli de pus; on trouve des leucocytes de tout type dont les uns se colorent vivement, les autres prennent à peine la coloration. Dans certains éléments le protoplasma et le noyau sont encore très nets, dans d'autres le noyau est seul visible ou même il est remplacé par un bloc granuleux de nucléine. Au milieu de ces leucocytes en dégénérescence on trouve également des cellules connectives desquamées, plus ou moins nécrosées, qui souvent ont plusieurs noyaux dans leur intérieur et des vacuoles protoplasmiques. Dans cette même région, les trames pleurales sont en prolifération cellulaire et infiltrées de nombreux leucocytes : l'endothélium est remplacé par des cellules volumineuses formant deux ou trois couches; ces cellules contiennent presque toujours de deux à cinq noyaux; elles ont une forme globuleuse et un grand nombre d'entre elles sont vésiculeuses. Ce sont ces cellules qui tombent successivement et que l'on rencontre dans l'exsudat purulent. Cette vésiculation protoplasmique ressemble point par point à celle que nous avons déjà décrite dans les inflammations par le thermocautère par exemple; les vacuoles peuvent être multiples dans une seule cellule, elles repoussent les noyaux à la périphérie; elles peuvent contenir à leur intérieur un ou plusieurs globules blancs.

Observation XIX

Pleurésie purulente chez l'homme.

Nous devons cette pièce à l'obligeance de notre collègue et ami M. Castaigne, qui présenta à la Société anatomique des pièces recueillies à l'autopsie d'un individu qui présentait une pleurésie purulente avec deux litres de pus dans la plèvre, pleurésie due au tétragène. La pleurésie était déjà ancienne. La coupe de la plèvre pulmonaire montre un épaississement véritablement colossal ; histologiquement on distingue très nettement trois couches distinctes. La zone inférieure très épaisse est conjonctive avec des travées volumineuses et présente une coloration intense ; elle est infiltrée d'un très grand nombre de globules blancs et on y trouve d'assez nombreux vaisseaux. La couche moyenne, également très colorée, contient un très grand nombre de globules blancs pour la plupart du type polynucléaire ; on observe très nettement dans cette préparation que la polynucléation n'est qu'une apparence, qu'en réalité le noyau est unique mais en bourgeonnement, en trèfle. Cette zone contient en outre d'assez nombreuses cellules conjonctives à noyaux multiples, à longs prolongements et un tissu interstitiel qui ne prend qu'à peine la substance colorante ; les vaisseaux sont peu nombreux. La troisième zone est celle qui est en rapport avec la cavité pleurale et qui baignait dans le pus ; elle paraît formée de fibrine déjà ancienne ne présentant plus sa réaction verte par la thionine et de leucocytes ; la coloration de toute cette zone est trouble, on y distingue très mal les éléments ; les leucocytes y ont une limite peu nette, les noyaux ne se voient souvent pas. Il n'y a dans cette couche assez épaisse aucun élément conjonctif, aucun vaisseau de néo-formation ; la prolifération conjonctive qui organise complètement la zone inférieure est restreinte dans la deuxième zone et laisse absolument en dehors d'elle la couche superficielle ; par suite la suppuration était continue. Avec un grossissement suffisant, il est facile de constater sur les coupes la présence de très nombreux tétragènes.

CONCLUSIONS GÉNÉRALES

I. — La lésion pleurale déterminée par une ligature costo-pulmonaire aseptique se traduit par une inflammation adhésive. L'adhérence constituée d'abord par de la fibrine exsudée, s'organise rapidement; aux troisième et quatrième jours apparaissent les néo-vaisseaux; du septième au neuvième jour se montrent les fibrilles conjonctives. Les cellules endothéliales, et les cellules conjonctives leurs équivalentes, jouent le rôle principal dans l'organisation et dans la vaso-formation. La fibrine sert de support et de substance nutritive aux cellules organisatrices. Les leucocytes sont peu nombreux : leur fonction paraît bornée à la nutrition et à l'absorption de débris de toute nature (cellules, globules sanguins) dont ils nettoient le foyer inflammatoire.

II. — Un bloc de fibrine aseptique introduit dans une cavité pleurale se fixe sur l'une des plèvres, est organisée avec une rapidité surprenante et ne laisse pour toute trace qu'un épaississement conjonctif de la plèvre. Le mécanisme de l'organisation est le même que pour l'adhérence fibrineuse après ligature costo-pulmonaire.

Des morceaux d'éponges stérilisés amènent des phénomènes analogues ; l'éponge est pénétrée et fixée par de la fibrine exsudée, dont les filaments ne tardent pas à servir de fils conducteurs aux cellules endothéliales et conjonctives. De plus, il se forme autour des corpuscules de spongine de très nombreuses cellules géantes. Ces cellules sont représentées par une énorme masse protoplasmique bourrée de noyaux qui n'ont aucune tendance à se disposer en couronne ; le protoplasma pousse des prolongements dans tous les sens, englobe plus ou moins complètement le corps étranger et jouit de propriétés phagocytaires très développées qui appartiennent également aux cellules organisatrices.

III. — La brûlure au thermocautère et l'injection de nitrate d'argent à dose moyenne déterminent sur la plèvre une exsudation fibrineuse formée de couches stratifiées apparaissant successivement ; la couche profonde est la dernière formée ; la végétation des cellules endothéliales et conjonctives, la vasoformation sont très intenses ; très rapidement l'organisation est complète et la fausse membrane est remplacée par une plaque fibreuse.

IV. — L'inflammation pleurale, qui accompagne la pneumonie chez l'homme, se caractérise dans sa forme « pleurésie sèche à fausses membranes » par des lésions histologiques très comparables à celles déterminées par le thermocautère et le nitrate d'argent. On trouve dans les deux cas une fausse membrane stratifiée dont les couches se forment dans la profondeur, des cellules connectives se disposant principalement entre les plans de fibrine, parallèlement à la surface de la plèvre.

Mais, dans l'inflammation pneumococcique, les globules blancs sont beaucoup plus abondants, l'activité des cellules très ralentie et retardée. Ce sont là les différences qui séparent le processus inflammatoire septique étudié dans le chapitre V, du processus aseptique qui constitue les chapitres II, III et IV.

V. — Dans les inflammations pleurales aseptiques, les globules blancs sont peu nombreux ; ils disparaissent rapidement soit qu'ils rentrent dans la circulation emportant des débris de toute nature, soit qu'ils se désintègrent *in situ*. Leur rôle est secondaire et semble se réduire : 1° *à la fonction nutritive* par apport de matériaux ou effritement de leur propre protoplasma, et 2° *à la fonction de balayeurs* par englobement des détritus qui se trouvent dans le foyer inflammatoire. Les cellules conjonctives et endothéliales, au contraire, prolifèrent abondamment dès le début du processus dans la fibrine exsudée, se multiplient activement, forment des vaisseaux, et aboutissent à la formation d'un tissu conjonctif adulte.

Par contre, dans les inflammations septiques, les leucocytes sont abondants. Et, qu'il y ait ou non production de pus, la prolifération, la multiplication, le rôle vaso-formatif des cellules connectives sont ralentis et retardés, l'organisation est plus lente à se produire.

VI. — Ni les leucocytes, ni les éléments cellulaires ne jouent un rôle exclusif dans l'inflammation ; vaisseaux et cellules réagissent simultanément et l'un des processus ne doit pas être subordonné à l'autre.

TRAVAUX CONSULTÉS

1. **Arnold**. — Division nucléaire et cellules à plusieurs noyaux. *Arch. für Path. Anat. und Physiol.*, Bd. XCVIII, 1885.
2. **Arnold**. — Ueber Theilungsvorgänge an der Wanderzellen, ihre progressive und regressive Metamorphose. *Archiv. f. mikrosk. Anatomie.* Bd. XXX, 1887, p. 303.
3. — Sur les cellules migratrices et en particulier sur leur origine et leurs transformations. *Revue des sciences médicales de Hayem*, 1891, n° 1, p. 84.
4. — Ueber die Geschichte der Leucocyten bei der Fremdkörperembolie. *Archives de Virchow*, Bd. CXXXIII, 3, p. 1.
5. **Aufrecht**. — Riesenzellen. *Centralblatt für med. Wiss*, n° 26, 1877.
6. **Ballance** et **Sherrington**. Ueber die Entstehung des Narbengewebes, das Schicksal der Leucocyten und die Rolle der Bindegewebs körperchen. *Centralblatt f. allgem. Pathologie*, 1890, n° 22, p. 697.
7. **Ballance** et **Edmunds**. — *Ligation in continuity*. London, 1891, p. 93.
8. **Bardenheuer**. — Des processus histologiques dans l'inflammation du tissu cellulaire sous-cutané provoquée par la térébenthine. *Beitr. zur pathol., Anatomie v. Ziegler*, t. X, 1891.
9. **Barfurt**. — Zur Regeneration des Gewebes. *Archiv. f. mik. Anatomie*, 1891, vol. XXXVII, p. 406.
10. **Baumgarten**. — Riesenzellen und Syphilis. *Centralblatt für die medicinischen Wissenschaften*, 1876, n° 45.
11. — Zur Tuberculosenfrage. *Id.*, 1878, n° 13.
12. **Bizzozero** et **Canalis**. — De la scission des éléments cellulaires dans les foyers inflammatoires. *Giorn. della R. Acad. di med. di Torino*, 1885.
13. **Böttcher**. — *Archives de Virchow*, LVIII et LXII.
14. **Brault**. — Étude sur l'inflammation. *Archives générales de médecine*, 1888.
15. — *Les artérites et les scléroses*. Encyclopédie scientifique des aide-mémoires Léauté.
16. — *Les artérites, leur rôle en pathologie. Ibid.*
17. **Chalvet**. — *Physiologie pathologique de l'inflammation*. Thèse de concours. Paris, 1869.
18. **Charrin**. — Article INFLAMMATION, du *Traité de Médecine Charcot-Bouchard*. Paris, 1891.
19. **Coen**. — Ueber die pathologisch-anatomischen Veränderungen der Haut nach Einwirkung von Iodtinktur. Beiträge zur normalen und pathologischen Anatomie der Milchdrüsen, etc. *Ziegler's Beiträge*, Bd. II, p. 87, 88.
20. **Cohnheim**. — Ueber Entzündung und Eiterung. *Virch. Archiv.*, XL, 1867.
21. — *Nouvelles recherches sur l'inflammation*, Berlin, 1873 et *Archives de Virchow*, LXI.

22. — *Allgem. Path.*, 1882.
23. **Cornil** et **Ranvier**. — *Manuel d'histologie pathologique*, 1881.
24. **Cornil** et **Chaput**. — Sur le mode de réunion séro-séreuse des anses intestinales. *Bull. Acad. Médecine*, 4 août 1896.
25. **Cornil**. — Sur la structure de l'exsudat fibrineux de la pleurésie aseptique. *Bull. Acad. Médecine*, 3 novembre 1896.
26. **Cornil** et **René Marie**. — Sur les lésions des vaisseaux (artères et veines) et la formation des cicatrices consécutivement à une ligature. *Bull. de l'Académie de Médecine*, séance du 24 novembre 1896.
27. **Cornil** et **Toupet**. — Des hématomes en général et des hématomes musculaires en particulier. *Archives des sciences médicales*, novembre 1896.
28. **Cornil**. — Sur la pneumonie interstitielle expérimentale. *Bulletin de la Société anatomique*, décembre 1896.
29. — Des modifications que subissent les cellules endothéliales dans les inflammations et en particulier dans les adhérences des membranes séreuses et dans la pneumonie. *Archives de médecine expérimentale et d'anatomie pathologique*, janvier 1897.
30. **Cornil** et **Carnot**. — De la réparation des pertes de substance du foie. *Bulletin de l'Académie de Médecine*, 29 janvier 1897.
31. **Cornil**. — Sur l'organisation des caillots intra-vasculaires et cardiaques dans l'inflammation des vaisseaux et de l'endocarde. *Journal de l'anatomie et de la physiologie*, n° 3, 1897.
32. — Du rôle de la fibrine dans les inflammations des séreuses et du tissu conjonctif. *Bulletin de l'Acad. de Médecine*, 16 mars 1897.
33. **Cornil** et **René Marie**. — Sur la pleurésie et la pneumonie traumatiques et sur la pneumonie aiguë fibrineuse de l'homme. *Archives de médecine expérimentale et d'anatomie pathologique*, mars 1897.
34. **Cornil**. — Considérations sur la pathologie cellulaire. *Presse médicale*, 24 mars 1897.
35. **Cornil** et **René Marie**. — De la physiologie pathologique des thromboses et des coagulations sanguines. *Rapport présenté au congrès de Moscou*, août 1897.
36. **Cornil** et **Carnot**. — Mode de réparation des cavités closes. *Bull. Acad. de méd.*, 1er février 1888.
37. **Cruveilhier**. — *Traité d'anatomie pathologique*.
38. **Duplay** et **Lamy**. — Cicatrisation des artères à la suite de la ligature *Archiv. générales de Médecine*, novembre 1897.
39. **Duval (Mathias)**. — *Précis d'histologie*, 1897.
40. **Eberth**. — *Recherches de l'Institut pathologique de Zurich*. Fasc. 263.
41. — Kern und Zelltheilung während der Entzündung und Regeneration *Internat. Beitr. zur wissensch. Medic.*, 1891, Bd. II.
42. **Erhlich**. — Recherches sur l'étiologie et l'histologie des exsudats pleurétiques *Charit. Annal.*, Jahr. VII.
43. **Fernet** et **d'Heilly**. — Article Pleurésie. *Dict. Jaccoud*, 1880.
44. **Fischer**. — *Experimentelle Untersuchungen über die Heilung von Schnittwünden der Haut*. Inaug. Diss. Tübingen, 1888.
45. **Grawitz**. — Die histologischen Veränderungen bei der eitzigen Entzündung im Fett-und Bindegewebe. *Archives de Virchow*, 1889, Bd. CXVIII, p. 73.
46. — *Deutsche medicinische Wochenschrift*, 1889, n° 23.

47. — *Centralbl. f. allgem. Pathol.*, 1890, p. 578.
48. — Ueber die Schlummern der Zellen des Bindegewebes und ihr Verhalten bei progressiven Ernährungsstörungen. *Archives de Virchow*, 1892, Bd. CXXVII.
49. — Ueber die Gewebsveränderungen bei der Entzündung und ihre biologische Bedeutung. *Berlin. klin. Wochenschr.*, n° 28, p. 707, 1892.
50. **Guinon.** — Pleurésies chroniques avec épaississements considérables des plèvres. *Bull. Société anatomique*, 1887.
51. **Hallopeau.** — *Pathologie générale*, 1890.
52. **Hammert.** — Sur les formes des cellules émigrantes au voisinage des corps étrangers chez les animaux à sang froid et de leurs modifications ultérieures. *Ziegler's Beiträge*, Bd. XIX, p. 1.
53. **Hayem.** —. Études sur le mécanisme de la suppuration. *Société de Biologie*, mai 1869. *Bulletin Acad. de médecine*, janvier 1870.
54. **Heidenhain** (B.). — *Ueber die Verfettung fremder Körper in der Bauchhöhle lebender Thiere*, Breslau, 1872.
55. **Israël.** — *Histologie pathologique.* Traduction française, Paris, 1891.
56. **Jacobson.** — Sur la présence des cellules géantes dans les granulations de bonne nature des plaies des parties molles de l'homme. *Archiv. für path. Anat. und Phys.*, t. XLV, 1875.
57. **Jolly.** — Sur le mode de cicatrisation des plaies de la membrane interdigitale de la grenouille. *Bulletin de la Société anatomique*, juillet 1897.
58. **Kelsch** et **Vaillard.** — Recherches sur les lésions anatomo-pathologiques et la nature de la pleurésie. *Archiv. de physiologie normale et pathologique*, août 1886.
59. **Key** et **Wallis.** — *Archives de Virchow*, LV.
60. **Krafft.** — Zur Histogenese der periostalen Calus. *Ziegler's Beiträge*, Bd. I, Heft 1, 1884.
61. **Lancereaux.** — *Traité d'anatomie pathologique*, 1875-1889.
62. **Laulanié.** — Sur quelques affections parasitaires du poumon et leurs rapports avec la tuberculose. *Archives de physiologie*, 15 novembre 1884.
63. — *Étude critique et expérimentale sur les cellules géantes normales et pathologiques.* Thèse de Lyon, 1888.
64. **Leaming.** — Productions pathologiques intra-pleurales. *New-York. Med. Rec.*, novembre 1888.
65. **Lemière.** — *De la suppuration.* Thèse de Paris, 1891.
66. **Letulle.** — *Pus et suppuration*, Paris, 1894.
67. — *L'inflammation*, Paris, 1893.
68. **Lewin.** — Zur Histologie der akuten Entzündungen. *Revue des sciences médicales de Hayem*, 1892, p. 460.
69. **Manasse.** — Ueber Granulationsgeschwulste mit Fremdkörperriesenzellen. *Archives de Virchow*, Bd. 136, p. 245.
70. **Marchand.** — Untersuchungen über die Eintheilung von Fremdkörpern. *Ziegler's Beiträge*, Bd. VI, 1888.
71. — *Centralbl. f. Allgem. Pathol.*, 1890, p. 577.
72. **Martin** (**Hipp.**). — *Recherches anatomo-pathologiques et expérimentales sur la tuberculose.* Thèse, Paris, 1879.
73. — Tuberculose des séreuses et du poumon. Pseudo-tuberculose expérimentale. *Arch. de phys.*, 1880.
74. — Recherches sur la tuberculose spontanée et expérimentale des séreuses. *Archiv. de physiologie*, 1881.

75. **Metchnikoff.** — *Leçons sur la pathologie comparée de l'inflammation*, 1892

76. — *Virchow's Archiv.*, Bd. CVII.

77. **Metchnikoff** et **Soudakewitch.** — Phagocytose musculaire. Contribution à l'étude de l'inflammation parenchymateuse. *Annales de l'Institut Pasteur*, janvier 1892.

78. **Netter.** — Article Pleurésie. *Traité de Médecine Charcot-Bouchard.*

79. **Nikiforoff.** — Recherches sur l'origine et le mode de développement du tissu de granulation. *Ziegler's Beiträge*, Bd. VIII, 1890, p. 400.

80. **Péron.** — *Recherches anatomiques et expérimentales sur les tuberculoses de la plèvre.* Thèse de Paris, 1896.

81. **Podwisosky.** — Experimentelle Untersuchungen über die Regeneration der Drüsengewebe. *Ziegler's Beiträge* Bd. I, 1886 ; Bd. II, 1887.

82. **Quénu** et **Longuet.** — Recherches expérimentales et étude critique sur la chirurgie du poumon. Communication faite à la *Société de chirurgie* le 9 décembre 1896. *Presse médicale*, 12 décembre 1896.

83. — Note sur les adhérences provoquées expérimentalement. *Bulletin de la Société anatomique*, janvier 1897.

84. **Querton.** — *Du rôle des cellules migratrices provenant du sang et de la lymphe dans l'organisation des tissus chez les animaux à sang chaud.* Bruxelles, 1897.

85. **Quincke.** — Des éléments figurés qu'on observe dans les liquides transsudés. *Deutsch. Archiv für klin. Med.*, Bd. XXX, Heft 5 et 6.

86. **Ranvier.** — Du développement et de l'accroissement des vaisseaux sanguins. *Archives de physiologie normale et pathologique*, 1874.

87. — Recherches sur la formation des mailles du grand épiploon. *Archives de physiologie*, 1874.

88. **Ranvier** et **Malassez.** — *Travaux du laboratoire d'histologie du Collège de France*, 1874-1895. Masson, Paris.

89. **Ranvier.** — *Traité technique d'histologie*. 2e éd., 1889.

90. — Des clasmatocytes. *Bulletin Académie des sciences*, 27 janvier 1890.

90 *bis*. — Sur les éléments anatomiques de la sérosité péritonéale. *Bull. Acad. des sciences*, avril 1890.

91. — De l'endothélium du péritoine et des modifications qu'il subit dans l'inflammation expérimentale et comment il faut comprendre la guérison des plaies par réunion immédiate. *Bulletin de l'Académie des sciences*, 20 avril 1891.

92. — De l'origine des cellules du pus et du rôle de ces éléments dans les tissus enflammés. *Bulletin de l'Académie des sciences*, 27 avril 1891.

93. — Transformation *in vitro* des cellules lymphatiques en clasmatocytes. *Bulletin de l'Acad. des sciences*, 1891, 1er semestre, p. 688.

94. — Les clasmatocytes, les cellules fixes du tissu conjonctif et les globules du pus. *Bull. Acad. sciences*, 13 février 1893.

94 *bis*. — Une théorie nouvelle sur la cicatrisation et le rôle de l'épithélium antérieur de la cornée dans la guérison des plaies de cette membrane. *Bull. Acad. sciences*, 28 décembre 1896.

95. — Du rôle physiologique des leucocytes à propos des plaies de la cornée. *Comptes rendus de l'Académie des sciences*, 22 février 1897.

96. — Sur le mécanisme histologique de la cicatrisation et sur des fibres nouvelles « fibres synaptiques ». *Comptes rendus de l'Académie des sciences*, 1er mars 1897.

97. — Des premières modifications qui surviennent dans les cellules fixes de la cornée au voisinage des plaies de cette membrane. *Bulletin Acad. sciences*, 6 décembre 1897.
98. — Mécanisme histologique de la cicatrisation; de la réunion immédiate vraie. *Bull. Acad. sciences*, 24 janvier 1898.
99. — Mécanisme histologique de la cicatrisation; réunion immédiate synaptique. 7 février 1898.
100. **Recklinghausen**. — *Handbuch der allgemeinen Pathologie des Kreislaufs*, 1883.
101. **Renaut**. — *Traité d'histologie pratique*. Paris, 1893.
102. **Ribbert**. — Ueber Regeneration und Entzündung der Lymphdrüsen. *Ziegler's Beiträge*, Bd. VI.
103. **Rindfleisch**. — *Traité d'histologie pathologique*. Traduction GROSS et SCHMITT, 1888.
104. **Robin (Ch.)**. — *Leçons sur les vaisseaux capillaires et l'inflammation*. Paris, 1867.
105. **Rosenbach**. — Sécrétion et résorption des exsudats liquides des séreuses, *Berlin klin. Wochen.*, 1890.
106. **Roser**. — *Entzündung und Heilung*. Leipzig, 1886.
107. **Samuel (S.)**. — *Berlin. klin. Wochenschrift*, 1866.
108. — *Archiv. für path. Anat. und Phys.*, t. XI, 1867.
109. — *Der Entzündsprocess*. Leipzig, 1873.
110. **Schiff**. — *De l'inflammation et de la circulation*. Traduit de l'italien par GUICHARD de Choisity, Paris, 1873.
111. **Schmidts**. — Schlummernde Zetten im normalen und pathologisch veränderten Fettgewebe. *Archives de Virchow*, vol. CXXVIII, p. 58.
112. **Sée (G.)**. — Inflammation et microbes. Évolution de la pleurésie. *Bull. Acad. médecine*, 10 mai 1892.
113. **Sherrington**. — Formation of scar tissue. *Journal of physiologie*, for 1889.
114. **Spina**. — Rôle des tissus et des vaisseaux dans l'inflammation. *Congrès de Moscou*, 1897.
115. **Stricker**. — *Etudes de l'Institut de pathologie expérimentale de Vienne*, 1870.
116. — Mémoires divers dans l'*Annuaire médical de Vienne*, 1871-1883.
117. — *Leçons de pathologie générale*. Vienne 1876 à 1883.
118. **Toupet**. — *Modifications cellulaires dans l'inflammation simple du péritoine*. Thèse de Paris, 1887.
119. **Vidal**. — Article Pleurésie. *Dictionnaire Dechambre*.
120. **Viéring**. — Experimentelle Untersuchungen über die Regeneration des Sehnengewebes. *Arch. de Virchow*, 1891, vol. CXXV, p. 252.
121. **Virchow**. — *Cellular pathologie*, 4ᵉ éd., 1871.
122. — Rôle des vaisseaux et des parenchymes dans l'inflammation. *Congrès de Moscou*, 1897, et *Virchow's Arch.*, Band CIII, 1897.
123. **Wagner**. — Ueber die Rolle der Leucocyten in plastichen Processus bei den Wirbellosen. *Zool. Anz.* 1885, p. 386.
124. — Contribution à l'anatomie pathologique de la plèvre. *Archiv. der Heilkunde*, vol. XI, 1ʳᵉ livraison.
125. **Weigert**. — Article Entzündung dans *Real Encyclop.*, 1886.
126. — *Fortschritte der Medicin*, 1889, nº 15 et 16.

127. **Weiss**. — Ueber die Bildung und Bedeutung der Riesenzellen. *Virchow's Archiv.*, 1876, t. LXVIII.

128. **Ziegler**. — *Experimentale Untersuchungen über die Verkunft der Tuberculelemente mit besonderer Beruchsichtigung der Riesenzellen*. Würtzbourg 1874.

129. — *Untersuchungen über pathologische Bindgewebs und Gefäss Neubildung*. Würtzbourg, 1876.

130. — *Lehrbuch der patholog. Anatomie*, 1889.

131. — *Centralblatt f. allgemein. Pathologie*, 1890, p. 575.

132. **Zachariadès**. — Du développement de la fibrille conjonctive. *Acad. des sciences*, 7 février 1898.

LÉGENDE DE LA PLANCHE I

Adhérence pleurale après ligature aseptique costo-pulmonaire.

FIG. I. — *Adhérence pleurale après ligature.* — Pièce de 4 jours (chien) ; grossissement de 115 diamètres.

P. Poumon dont les alvéoles contiennent des bourgeons fibrineux avec des leucocytes et des cellules endothéliales.

P. V. Plèvre viscérale épaissie, avec prolifération cellulaire.

P P. Plèvre pariétale.

Entre ces 2 plèvres se montre un exsudat fibrineux F coloré en vert clair par la thionine, cet exsudat est parsemé de grandes cellules fusiformes ou étoilées d'origine conjonctive ou endothéliales C, de leucocytes L, et de néo-vaisseaux V remplis de globules sanguins.

FIG. II. — *L'exsudat fibrineux organisé de la figure précédente vu à un plus fort grossissement* (250 diamètres).

Les cellules conjonctives et endothéliales, fusiformes ou étoilées, forment un riche réseau. Ces cellules ont de longs prolongements qui s'anastomosent entre eux; le noyau est clair, présente un ou plusieurs nucléoles fortement colorés.

V. Vaisseau de nouvelle formation rempli de globules sanguins.

L. Leucocyte : les noyaux des leucocytes prennent la matière colorante d'une manière plus intense que ceux des cellules connectives.

Fig. 1.

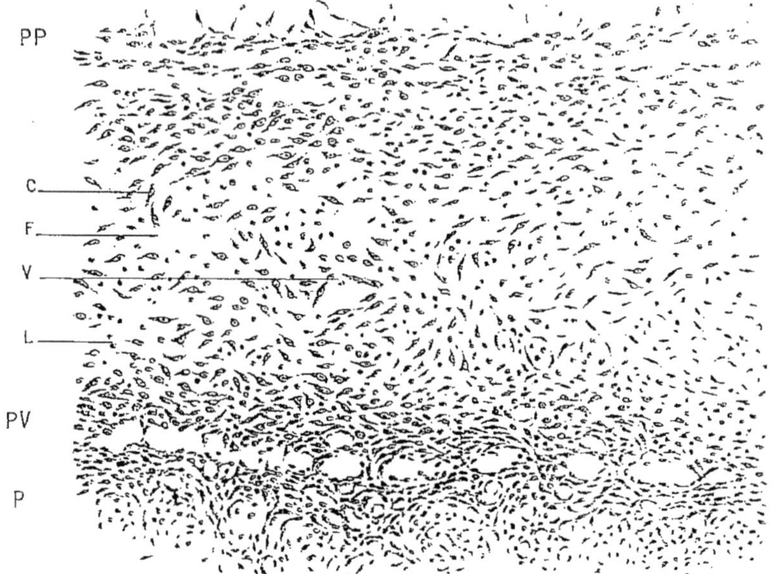

Fig. 2.

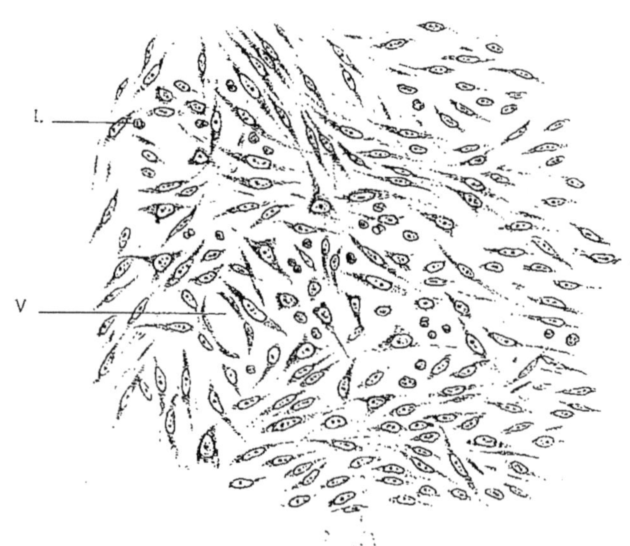

A. Karmanski ad nat. del. et lith. Imp. Lemercier Paris.

LÉGENDE DE LA PLANCHE II

Inflammation pleurale par corps étrangers.

FIG. I. — *Coupe d'une éponge qui a été introduite dans la cavité pleurale d'un chien.* — Pièce de 5 jours; grossissement : 300 diamètres.

L'éponge s'est fixée sur la plèvre pulmonaire ; la partie dessinée est un point très rapproché de cette plèvre, qui serait à la partie inférieure de la figure : en A.

S. Corpuscule de spongine, en contact avec une cellule géante G à noyaux multiples et à prolongements protoplasmiques nombreux; cette cellule géante englobe complètement un corpuscule voisin et partiellement le corpuscule S.

G'. Autre cellule géante, présentant une vacuole vide apparaissant incolore et, au-dessus, deux autres vacuoles V, plus petites et contenant des débris granuleux.

C. Capillaire de nouvelle formation vu en long, lumière très étroite, dépourvu de tout globule.

C'. Autre capillaire néoformé, coupé transversalement, montrant un globule blanc à son intérieur.

L. Leucocyte polynucléaire.

Les cellules organisatrices végètent au milieu d'un exsudat fibrineux, apparaissant en vert, qui a rempli tous les interstices de l'éponge.

FIG. II. — *Bloc de fibrine de chien introduit dans la cavité pleurale.* — Pièce de 4 jours; grossissement : 400 diamètres.

La fibrine F s'est fixée sur la plèvre pulmonaire qui n'est pas représentée dans la figure et serait en A. La fibrine a été pénétrée par de grandes cellules endothéliales et conjonctives qui s'anastomosent par leurs prolongements : ces grandes cellules forment de nombreux vaisseaux. A la partie supérieure, un groupe de 4 vaisseaux de nouvelles formations. coupés transversalement, contenant des globules rouges et des globules blancs. En V, autre vaisseau vu sur une coupe longitudinale, à cavité à peine marquée.

L. Groupe de leucocytes.

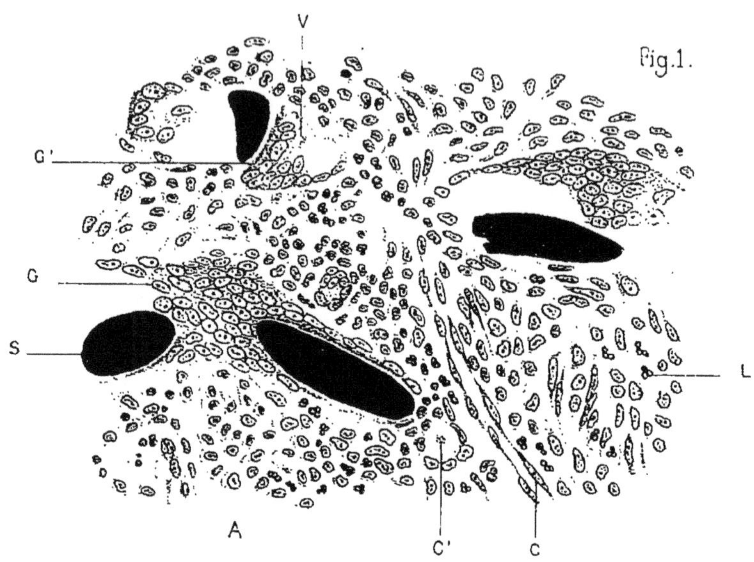

Fig. 1.

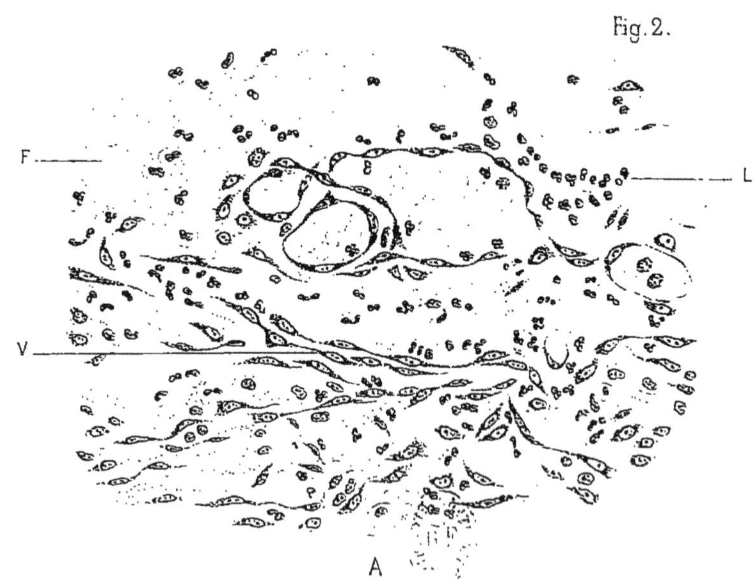

Fig. 2.

A. Karmanski ad. nat. del. et lith. Imp. Lemercier, Paris.

LÉGENDE DE LA PLANCHE III

Les 3 figures de la Planche III, destinées à montrer **des types de vasoformation**, sont tirées de la même pièce que la figure précédente (fig. 2, pl. II. *Bloc de fibrine introduit dans la cavité pleurale d'un chien*). Présence dès le 4e jour dans cette fibrine, de nombreux néo-vaisseaux.

FIG. I. — Grossissement de 600 diamètres.

Cette figure montre, dans la fibrine F, un gros néo-vaisseau contenant des globules rouges et des leucocytes, limité par des cellules endothéliales et surtout par leurs prolongements anastomosés qui se réunissent en pointes aux extrémités du vaisseau.

V. Autre néo-vaisseau

Avec ce grossissement on peut suivre dans cette figure tous les stades que présentent les leucocytes dans les inflammations aseptiques : les uns A présentent encore nettement leur protoplasma coloré : d'autres B n'ont autour du noyau qu'une auréole protoplasmique incolore ; enfin, à un dernier stade C, le leucocyte est réduit à un amas de granulations de nucléine.

FIG. II. — Grossissement de 350 diamètres.

En A, un néo-vaisseau rempli de globules sanguins ;
En B, un néo-vaisseau ne contenant que des leucocytes ;
En C, un vaisseau à contenu purement fibrineux dont les cellules bordantes sont à peine jointes.
En D, des cellules forment une esquisse rudimentaire de vaisseau.

FIG. III. — Grossissement de 350 diamètres.

En A, le vaisseau ne contient que des leucocytes et de la fibrine ; tout à côté, deux autres vaisseaux plus avancés contiennent des globules rouges.

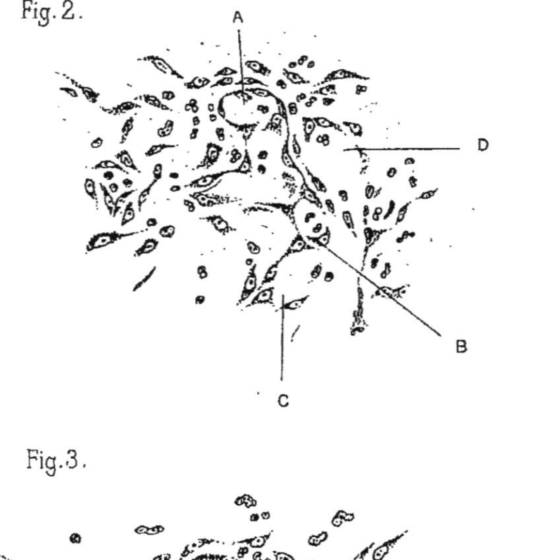

Fig. 2.

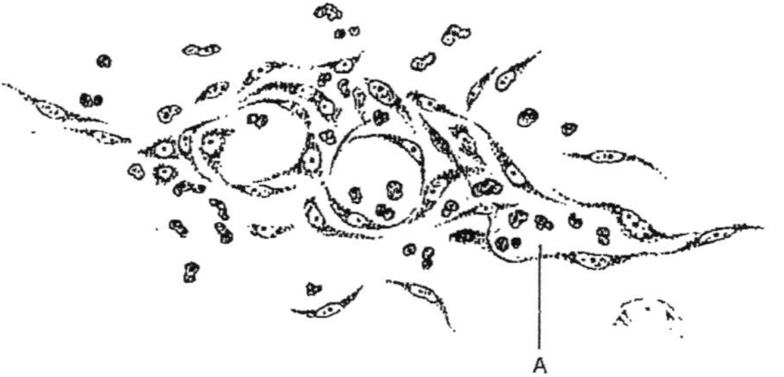

Fig. 3.

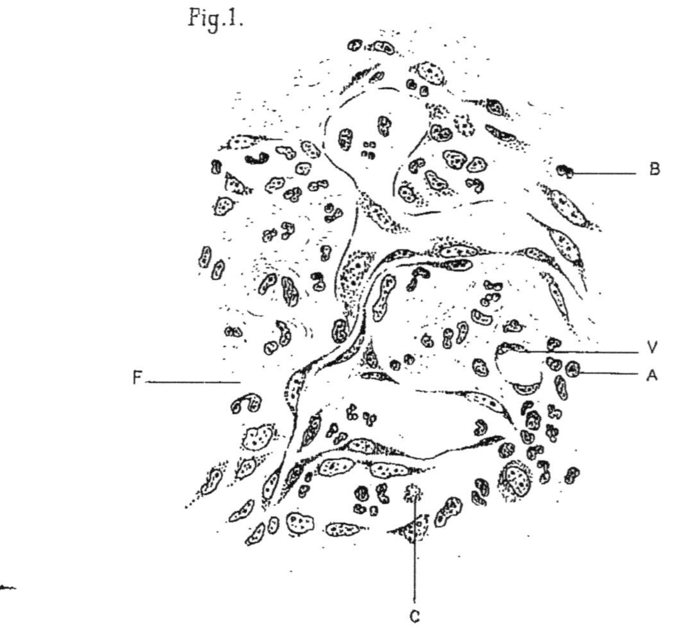

Fig. 1.

A. Karmanski ad nat. del. et lith.

Imp. Lemercier, Paris

LÉGENDE DE LA PLANCHE IV

Fig. I. — *État vésiculeux de l'endothélium pleural au voisinage d'une brûlure du poumon par le thermocautère.* — Grossissement : 600 diamètres.

P. Alvéoles pulmonaires.

T. Trame pleurale infiltrée de leucocytes et présentant en V une fente lymphatique limitée par des cellules plates, contenant de la fibrine et des leucocytes.

Au-dessus de la trame est l'endothélium pleural recouvert d'un ruban de fibrine.

Les cellules sont : les unes A pédiculées, les autres B vacuolaires : dans ces cellules vacuolaires le protoplasma est rejeté dans le pied et à la partie supérieure, le noyau toujours à la partie supérieure ; dans l'élément B la vacuole contient deux leucocytes polynucléaires dépourvus de protoplasma.

Fig. II. — *Fausse membrane pleurétique chez un homme mort de pneumonie au huitième jour.* — Grossissement : 200 diamètres.

P. Alvéoles pulmonaires.

T. Trame pleurale infiltrée de leucocytes, présentant des cellules conjonctives nombreuses et hypertrophiées, et des vaisseaux extraordinairement dilatés et remplis de sang.

Elle est recouverte d'un exsudat fibrineux stratifié, présentant quatre zones de fibrine superposées, séparées les unes des autres par une assise de cellules endothéliales dirigées parallèlement à la surface de la trame.

A. Zone de fibrine aréolaire contenant des leucocytes, recouverte de cellules endothéliales E.

B. Zone de fibrine lamellaire formée de filaments parallèles et non plus aréolaires ; cette zone prend une coloration plus verte que les zones aréolaires qui sont plutôt bleu clair ; elle contient des leucocytes et quelques rares cellules endothéliales.

C. Zone de fibrine aréolaire.

D. Autre zone aréolaire, en rapport avec la cavité pleurale, très riche en leucocytes.

Fig.1.

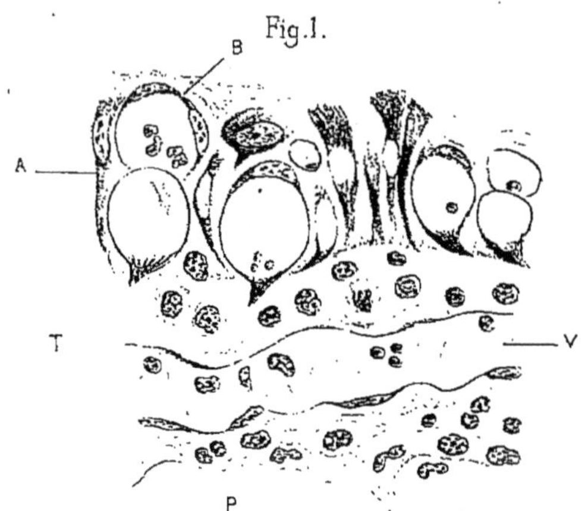

Fig.2.

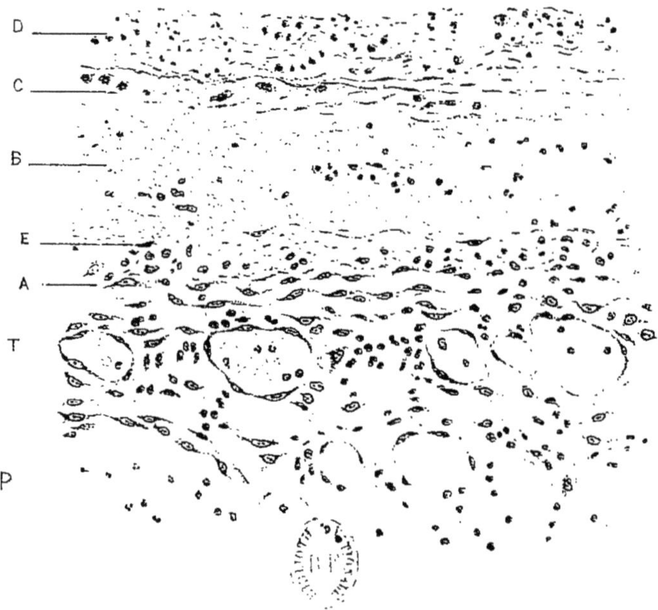

A.Kermanski ad. nat. del. et lith. Imp. Lemercier, Paris.

TABLE DES MATIÈRES

CHAPITRE IV

CHAPITRE V

CHAPITRE VI

IMPRIMERIE LEMALE ET Cie, HAVRE

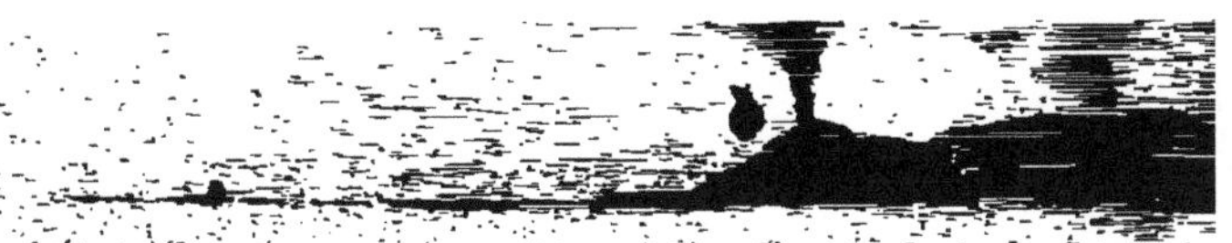

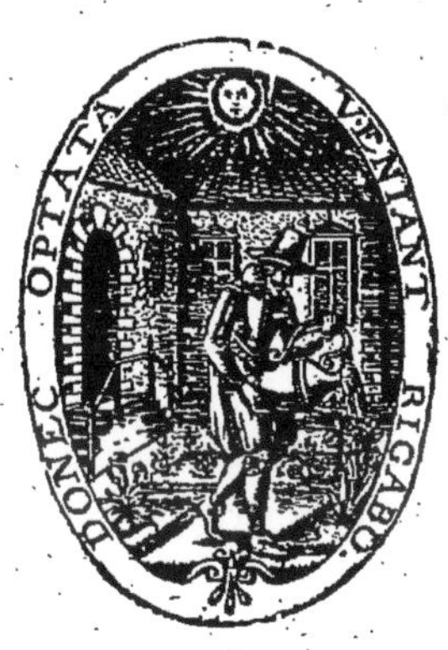

IMPRIMERIE LEMALE ET Cie, HAVRE

www.ingramcontent.com/pod-product-compliance
Ingram Content Group UK Ltd.
Pitfield, Milton Keynes, MK11 3LW, UK
UKHW020324230726
13925UKWH00002B/620

9 782013 499101